2024

中国卫生健康统计提要

CHINA HEALTH STATISTICAL DIGEST

国家卫生健康委员会 编

National Health Commission

中国协和医科大学出版社

北 京

图书在版编目（CIP）数据

2024中国卫生健康统计提要／国家卫生健康委员会编. -- 北京：中国协和医科大学出版社, 2024.7. -- ISBN 978-7-5679-2452-9

Ⅰ. R195.1

中国国家版本馆CIP数据核字第20240RL928号

编　　者	国家卫生健康委员会	
策　　划	杨　帆	
责任编辑	高淑英	
封面设计	邱晓俐	
责任校对	张　麓	
责任印制	黄艳霞	
出版发行	中国协和医科大学出版社	
	（北京市东城区东单三条9号　邮编100730　电话010-65260431）	
网　　址	www.pumcp.com	
印　　刷	三河市龙大印装有限公司	
开　　本	850mm×1168mm　　1/32	
印　　张	6	
字　　数	140千字	
版　　次	2024年7月第1版	
印　　次	2024年7月第1次印刷	
定　　价	42.00元	

《2024中国卫生健康统计提要》
编辑部

2024 China Health Statistical Digest
Editorial Department

编者说明

一、2023年部分数据为初步统计数，调整数据见《中国卫生健康统计年鉴（2024）》。

二、全国性统计指标均未包括香港、澳门特别行政区和台湾省数据。

三、本资料数据主要来源于统计年报和抽样调查。香港、澳门特别行政区和台湾省数据及附录摘自《中国统计年鉴》和《世界卫生统计》。

四、指标解释

（一）医疗卫生机构包括医院、基层医疗卫生机构、专业公共卫生机构和其他机构。

（二）医院包括综合医院、中医医院、中西医结合医院、民族医院、各类专科医院和护理院，不包括专科疾病防治院、妇幼保健院和疗养院。医院可分为公立医院和民营医院。

1. 公立医院指经济类型为国有和集体办的医院。

2. 民营医院指公立医院以外的其他医院，包括联营、股份合作、私营、台港澳投资和外国投资等医院。

（三）基层医疗卫生机构包括社区卫生服务中心（站）、乡镇（街道）卫生院、村卫生室、门诊部、诊所（医务室），可分为政府办基层医疗卫生机构和非政府办基层医疗卫生机构。政府办基层医疗卫生机构包括政府举办的社区卫生服务中心（站）、乡镇（街道）卫生院。

（四）专业公共卫生机构包括疾病预防控制中心、专科疾病防治机构、健康教育机构、妇幼保健机构、急救中心（站）、采供血机构、卫生监督机构、计划生育技术服务机构。

（五）东部地区包括北京、天津、河北、辽宁、上海、江苏、浙江、福建、山东、广东、海南11个省（直辖市），中部地区包括黑龙江、吉林、山西、安徽、江西、河南、湖北、湖南8个省，西部地区包括内蒙古、广西、重庆、四川、贵州、云南、西藏、陕西、甘肃、青海、宁夏、新疆12个省（自治区、直辖市）。

（六）城市包括直辖市和地级市辖区。农村包括县及县级市。

五、"—"表示无数字，"…"表示数字不详，"#"表示其中项。

六、本书各表中存在因四舍五入导致的总计与分项之和有微小差异。

七、本资料在编辑过程中，得到了国家卫生健康委相关司局、国家疾控局相关司局以及各省（自治区、直辖市）卫生健康委统计机构的大力支持，卫生健康统计数据质量控制工作组的部分成员参与了数据审核和修订，在此一并表示感谢。

国家卫生健康委统计信息中心

2024年6月

Editor's Note

I . Due to time limit, some data for 2023 are preliminary statistics. The adjusted data will be in "China Health Statistical Yearbook 2024".

II. National data in this book do not include that of Hong Kong Special Administrative Region, Macao Special Administrative Region, and Taiwan Province.

III. Major data are obtained from annual statistical reports and sample surveys. Appendix and data of Hong Kong Special Administrative Region, Macao Special Administrative Region and Taiwan Province are collected from *China Statistical Yearbook* and *World Health Statistics*.

IV. Notes on Main Statistical Indicators

1. Health care institutions include hospitals, grass-roots health care institutions, specialized public health institutions, and other health care institutions.

2. Hospitals include general hospitals, TCM (Traditional Chinese Medicine) hospitals, hospitals of Integrated Chinese and Western Medicine, hospitals of traditional ethnic medicine, various specialized hospitals and nursing homes, do not include specialized disease prevention and treatment institutions, MCH institutions and sanatoriums. Hospitals can be classified into public hospitals and non-public hospitals.

(1) Public hospitals refer to state-owned and collective-owned hospitals.

(2) Non-public hospitals refer to hospitals domestic-funded by ownerships of joint, cooperative, private, and all other hospitals funded by Hong Kong, Macao, Taiwan, and foreign countries.

3. Grass-roots health care institutions include community health centers (stations), township (sub-district) health centers, village clinics, outpatient departments, and clinics. Government-run grass-roots health care institutions include government-run community health centers (stations), and township (sub-

1

district) health centers.

  4. Specialized public health institutions include CDC, specialized disease prevention and treatment institutions, health education institutions, MCH institutions, emergency centers and first-aid stations, blood gathering and supplying institutions, health inspection institutions, and centers for family planning technical services .

  5. Eastern region includes 11 provinces (municipalities): Beijing, Tianjin, Hebei, Liaoning, Shanghai, Jiangsu, Zhejiang, Fujian, Shandong, Guangdong and Hainan; Central region includes 8 provinces: Shanxi, Jilin, Heilongjiang, Anhui, Jiangxi, Henan, Hubei, and Hunan; Western region includes 12 provinces (autonomous regions/municipalities): Nei Mongol, Guangxi, Chongqing, Sichuan, Guizhou, Yunnan, Xizang, Shaanxi, Gansu, Qinghai, Ningxia and Xinjiang.

  6. Urban area refers to municipalities and prefecture level cities; rural area refers to counties and county-level cities.

  V. Use of Symbols: "—" indicates no figure; "⋯" indicates data not available; "#" indicates the major items of the total.

  VI. There are slight differences between the total and the sum of sub-items in the tables of this book due to rounding.

  VII. The relevant departments of the National Health Commission and National Bureau of Disease Control and Prevention, the health commissions of provinces (autonomous regions/municipalities) and their statistical agencies strongly supported data collection and cleaning. Some Members of the Health Statistics Quality Control Working Group participated in data review and revision.

Center for Health Statistics and Information

National Health Commission, P.R.China

June, 2024

目 录
Contents

1

二、公共卫生服务
Public Health Services

三、医疗服务

Health Services

四、基层卫生服务
Grass-roots Health Care Services

五、中医药服务

Traditional Chinese Medicine Services

六、药品供应保障

Drug Supply and Support

七、基本医疗保障

Basic Medical Security

八、卫生资源

Health Resources

9

一、居民健康状况

Health Status of Population

人均预期寿命
Life Expectancy at Birth

单位：岁

年份 Year	资料来源 Data Source	合计 Total	男 Male	女 Female
2000	全国第五次人口普查 The 5th National Population Census of the P.R.C.	71.4	69.6	73.3
2005	人口变动情况抽样调查 The Sample Survey of Population Changes	73.0	71.0	74.0
2010	全国第六次人口普查 The 6th National Population Census of the P.R.C.	74.8	72.4	77.4
2015	人口变动情况抽样调查 The Sample Survey of Population Changes	76.3	73.6	79.4
2018	生命登记及人口普查 The Vital Registration and Population Registration system	77.0	—	—
2019	生命登记及人口普查 The Vital Registration and Population Registration system	77.3	—	—
2020	全国第七次人口普查 The 7th National Population Census of the P.R.C.	77.9	75.4	80.9
2021	生命登记及人口普查 The Vital Registration and Population Registration system	78.2	—	—
2022	生命登记及人口普查 The Vital Registration and Population Registration system	78.3	—	—
2023	生命登记及人口普查 The Vital Registration and Population Registration system	78.6	—	—

注: 2018 年、2019 年、2021 年、2022 年、2023 年人均预期寿命系根据生命登记及人口抽样调查数据估算。
Note: 2018, 2019, 2021, 2022 and 2023 life expectancy was estimated according to vital registration and national census.

人口出生率、死亡率和自然增长率
Birth, Death and Natural Increase Rate

单位：‰

年份 Year	出生率 Birth Rate	死亡率 Death Rate	自然增长率 Natural Increase Rate
2000	14.03	6.45	7.58
2005	12.40	6.51	5.89
2010	11.90	7.11	4.79
2014	13.83	7.12	6.71
2015	11.99	7.07	4.93
2017	12.64	7.06	5.58
2018	10.86	7.08	3.78
2019	10.41	7.09	3.32
2020	8.52	7.07	1.45
2021	7.52	7.18	0.34
2022	6.77	7.37	−0.60
2023	6.39	7.87	−1.48

资料来源:《中国统计年鉴》《2023 年国民经济和社会发展统计公报》。
Source: *China Statistical Yearbook. Statistical Bulletin on National Economic and Social Development in 2023.*

各地区人均预期寿命、出生率和死亡率
Life Expectancy at Birth, Birth and Death Rate by Region

地 区 Region		人均预期寿命 / 岁 Life Expectancy at Birth/Years		出生率 /‰ Birth Rate/ ‰		死亡率 /‰ Death Rate/ ‰	
		2020	2021	2020	2022	2020	2022
总　计	**Total**	**77.93**	**78.2**	**8.52**	**6.77**	**7.07**	**7.37**
北　京	Beijing	82.49	82.7	6.99	5.67	5.19	5.72
天　津	Tianjin	81.30	81.5	5.99	4.75	5.92	6.43
河　北	Hebei	77.75	78.0	8.16	6.09	7.22	7.80
山　西	Shanxi	77.91	78.2	8.26	6.75	7.02	7.73
内蒙古	Nei Mongol	77.56	77.8	7.20	5.58	7.30	7.83
辽　宁	Liaoning	78.68	78.9	5.16	4.08	8.59	9.04
吉　林	Jilin	78.41	78.6	4.84	4.32	7.81	8.39
黑龙江	Heilongjiang	78.25	78.5	3.75	3.34	8.23	9.09
上　海	Shanghai	82.55	82.8	5.02	4.35	5.58	5.96
江　苏	Jiangsu	79.32	79.7	6.65	5.23	6.49	7.04
浙　江	Zhejiang	80.19	80.4	7.13	6.28	6.56	6.24
安　徽	Anhui	77.96	78.2	9.45	7.16	7.96	8.09
福　建	Fujian	78.49	78.8	9.21	7.07	6.24	6.52
江　西	Jiangxi	77.64	77.8	9.48	7.19	6.61	6.94
山　东	Shandong	79.18	79.5	8.56	6.71	7.25	7.64

资料来源: 2020 年数据来自《中国统计年鉴》，系第六、七次人口普查数。2021 年为国家卫生健康委与国家统计局联合测算发布。

Source: The data of 2020 were from *China Statistical Yearbook*. Based on the results of the 6th and 7th censuses of China. 2021 were Joint calculation and release by the National Health Commission and the National Bureau of Statistics.

地　区 Region	人均预期寿命 / 岁 Life Expectancy at Birth/Years		出生率 /‰ Birth Rate/ ‰		死亡率 /‰ Death Rate/ ‰	
	2020	2021	2020	2022	2020	2022
河　南　Henan	77.60	77.8	9.24	7.42	7.15	7.50
湖　北　Hubei	78.00	78.2	8.28	6.08	7.67	8.09
湖　南　Hunan	77.88	78.2	8.53	6.23	7.92	8.54
广　东　Guangdong	79.31	79.6	10.28	8.30	4.70	4.97
广　西　Guangxi	78.06	78.3	11.36	8.51	6.46	7.08
海　南　Hainan	79.05	79.5	10.36	8.60	5.85	6.16
重　庆　Chongqing	78.56	78.8	7.47	5.98	7.70	8.09
四　川　Sichuan	77.79	78.0	7.60	6.39	8.48	9.04
贵　州　Guizhou	75.20	75.5	13.70	11.03	7.17	7.32
云　南　Yunnan	74.02	74.4	10.96	8.14	7.92	8.21
西　藏　Xizang	72.19	72.5	13.96	14.24	5.37	5.48
陕　西　Shaanxi	77.80	78.1	8.95	7.36	7.11	7.64
甘　肃　Gansu	75.64	75.8	10.55	8.47	7.91	8.51
青　海　Qinghai	73.96	74.3	11.43	10.60	6.65	7.23
宁　夏　Ningxia	76.58	76.9	11.59	10.60	5.88	6.19
新　疆　Xinjiang	75.65	76.0	6.94	6.53	5.46	5.76

监测地区孕产妇及 5 岁以下儿童死亡率

Maternal and Under-five Mortality in Surveillance Region

指标 Indicator	2015	2019	2020	2022	2023
孕产妇死亡率（1/10 万） **Maternal Mortality Rate** **（Per 100 000 Live Births）**	**20.1**	**17.8**	**16.9**	**15.7**	**15.1**
城市　Urban	19.8	16.5	14.1	14.3	12.5
农村　Rural	20.2	18.6	18.5	16.6	17.0
5 岁以下儿童死亡率 /‰ **Under 5 Mortality Rate /** **Per 1000 Live Births**	**10.7**	**7.8**	**7.5**	**6.8**	**6.2**
城市　Urban	5.8	4.1	4.4	4.2	3.9
农村　Rural	12.9	9.4	8.9	8.0	7.2
婴儿死亡率 /‰ **Infant Mortality Rate /Per 1000** **Live Births**	**8.1**	**5.6**	**5.4**	**4.9**	**4.5**
城市　Urban	4.7	3.4	3.6	3.1	2.9
农村　Rural	9.6	6.6	6.2	5.7	5.2
新生儿死亡率 /‰ **Neonatal Mortality Rate /Per 1000** **Live Births**	**5.4**	**3.5**	**3.4**	**3.1**	**2.8**
城市　Urban	3.3	2.0	2.1	1.8	1.7
农村　Rural	6.4	4.1	3.8	3.6	3.2

注：新中国成立前孕产妇死亡率为 1500/10 万。
Note: Maternal mortality rate prior to 1949 was 1500 per 100 000 live births.

监测地区孕产妇死亡原因（2023 年）
Leading Causes of Maternal Mortality in Surveillance Region (2023)

疾病名称 Diseases	合计 Total			城市 Urban			农村 Rural		
	位次 Rank	孕产妇死亡率 （1/100 000） Maternal Mortality Rate （1/100 000）	构成 / % Percen-tage/%	位次 Rank	孕产妇死亡率 （1/100 000） Maternal Mortality Rate （1/100 000）	构成 / % Percen-tage/%	位次 Rank	孕产妇死亡率 （1/100 000） Maternal Mortality Rate （1/100 000）	构成 / % Percen-tage/%
产科出血 Obstetric Hemorrhage	1	2.7	17.8	2	1.6	12.9	1	3.5	20.3
妊娠期高血压疾病 Pregnancy-Induced Hypertention	并列 2	1.8	12.2	3	1.2	9.7	2	2.3	13.6
静脉血栓形成及肺栓塞症 Plumonary Embolism in Pregnancy	并列 2	1.8	12.2	1	2.4	19.4	4	1.4	8.5
心脏病 Heart Disease	3	1.5	10.0	并列 4	0.8	6.5	3	2.0	11.9
羊水栓塞 Amniotic Fluid Embolism	4	0.8	5.6	并列 4	0.8	6.5	并列 5	0.9	5.1
肺炎 Pneumonia	5	0.5	3.3	—	—	—	并列 5	0.9	5.1

部分地区居民前十位疾病死亡专率及死因构成（2021 年）
Mortality Rate of 10 Main Diseases in Certain Region (2021)

顺位 Rank	城市　Urban			农村　Rural		
	死亡原因 Causes （ICD-10）	死亡专率 （1/100 000） Mortality Rate （1/100 000）	构成 / % Percen- tage/%	死亡原因 Causes （ICD-10）	死亡专率 （1/100 000） Mortality Rate （1/100 000）	构成 / % Percen- tage/%
1	心脏病 Heart Disease	165.37	25.64	心脏病 Heart Disease	188.19	25.37
2	恶性肿瘤 Malignant Tumors	158.70	24.61	脑血管病 Cerebrovascular Disease	175.01	23.60
3	脑血管病 Cerebrovascular Disease	140.02	21.71	恶性肿瘤 Malignant Tumors	166.55	22.46
4	呼吸系统疾病 Diseases of the Respiratory System	54.49	8.45	呼吸系统疾病 Diseases of the Respiratory System	65.23	8.80
5	损伤和中毒 Injury and Poisoning	35.22	5.46	损伤和中毒 Injury and Poisoning	52.92	7.13
6	内分泌营养和代谢病 Endocrine, Nutritional and Metabolic Diseases	24.15	3.74	内分泌营养和代谢病 Endocrine, Nutritional and Metabolic Diseases	21.02	2.83
7	消化系统疾病 Diseases of the Digestive System	15.41	2.39	消化系统疾病 Diseases of the Digestive System	15.96	2.15
8	神经系统疾病 Diseases of the Nervous System	9.44	1.46	神经系统疾病 Diseases of the Nervous System	10.19	1.37
9	泌尿生殖系统疾病 Diseases of the Genitourinary System	6.75	1.05	泌尿生殖系统疾病 Diseases of the Genitourinary System	7.86	1.06
10	传染病 Infectious Disease	5.30	0.82	传染病 Infectious Disease	6.54	0.88
	十种死因合计　Total		95.33	十种死因合计　Total		95.66

注：①本表系 605 个死因监测点初步结果；②农村包括县及县级市。下表同。

Note：① Data in this table are preliminary results from the 605 monitoring sites. ② Rural area includes counties and county-level cities.The same for the next table.

部分地区男性居民前十位疾病死亡专率及死因构成（2021 年）
Mortality Rate of Male Residents of 10 Main Diseases in Certain Region (2021)

顺位 Rank	城市男性 Urban-Male			农村男性 Rural-Male		
	死亡原因 Causes （ICD-10）	死亡专率 （1/100 000） Mortality Rate （1/100 000）	构成 / % Percen- tage/%	死亡原因 Causes （ICD-10）	死亡专率 （1/100 000） Mortality Rate （1/100 000）	构成 / % Percen- tage/%
1	恶性肿瘤 Malignant Tumors	200.10	27.20	恶性肿瘤 Malignant Tumors	212.47	25.28
2	心脏病 Heart Disease	171.26	23.28	脑血管病 Cerebrovascular Disease	191.89	22.83
3	脑血管病 Cerebrovascular Disease	155.32	21.11	心脏病 Heart Disease	191.75	22.81
4	呼吸系统疾病 Diseases of the Respiratory System	67.30	9.15	呼吸系统疾病 Diseases of the Respiratory System	77.66	9.24
5	损伤和中毒 Injury and Poisoning	42.93	5.83	损伤和中毒 Injury and Poisoning	66.51	7.91
6	内分泌营养和代谢病 Endocrine, Nutritional and Metabolic Diseases	24.31	3.30	消化系统疾病 Diseases of the Digestive System	20.18	2.40
7	消化系统疾病 Diseases of the Digestive System	18.76	2.55	内分泌营养和代谢病 Endocrine, Nutritional and Metabolic Diseases	19.37	2.30
8	神经系统疾病 Diseases of the Nervous System	9.36	1.27	神经系统疾病 Diseases of the Nervous System	9.74	1.16
9	泌尿生殖系统疾病 Diseases of the Genitourinary System	7.94	1.08	泌尿生殖系统疾病 Diseases of the Genitourinary System	9.34	1.11
10	传染病 Infectious Disease	7.36	1.00	传染病 Infectious Disease	8.98	1.07
	十种死因合计　Total		95.77	十种死因合计　Total		96.12

部分地区女性居民前十位疾病死亡专率及死因构成（2021 年）
Mortality Rate of Female Residents of 10 Main Diseases in Certain Region (2021)

顺位 Rank	城市女性 Urban-Female			农村女性 Rural-Female		
	死亡原因 Causes （ICD-10）	死亡专率 （1/100 000） Mortality Rate （1/100 000）	构成 / % Percen- tage/%	死亡原因 Causes （ICD-10）	死亡专率 （1/100 000） Mortality Rate （1/100 000）	构成 / % Percen- tage/%
1	心脏病 Heart Disease	159.40	28.83	心脏病 Heart Disease	184.47	28.88
2	脑血管病 Cerebrovascular Disease	124.52	22.52	脑血管病 Cerebrovascular Disease	157.43	24.65
3	恶性肿瘤 Malignant Tumors	116.76	21.11	恶性肿瘤 Malignant Tumors	118.70	18.58
4	呼吸系统疾病 Diseases of the Respiratory System	41.51	7.51	呼吸系统疾病 Diseases of the Respiratory System	52.28	8.18
5	损伤和中毒 Injury and Poisoning	27.41	4.96	损伤和中毒 Injury and Poisoning	38.76	6.07
6	内分泌营养和代谢病 Endocrine, Nutritional and Metabolic Diseases	23.99	4.34	内分泌营养和代谢病 Endocrine, Nutritional and Metabolic Diseases	22.75	3.56
7	消化系统疾病 Diseases of the Digestive System	12.01	2.17	消化系统疾病 Diseases of the Digestive System	11.57	1.81
8	神经系统疾病 Diseases of the Nervous System	9.53	1.72	神经系统疾病 Diseases of the Nervous System	10.66	1.67
9	泌尿生殖系统疾病 Diseases of the Genitourinary System	5.56	1.00	泌尿生殖系统疾病 Diseases of the Genitourinary System	6.32	0.99
10	精神障碍 Mental Disorder	3.84	0.70	传染病 Infectious Disease	4.00	0.63
	十种死因合计　Total		94.85	十种死因合计　Total		95.02

甲乙类传染病报告发病及死亡数（2023 年）
Number of Reported Cases and Deaths of Infectious Diseases (2023)

疾病名称 Diseases	发病例数 Number of Cases	死亡人数 Number of Deaths
总计　**Total**	**2 793 698**	**26 872**
鼠疫　Plague	5	1
霍乱　Cholera	29	0
传染性非典型肺炎　SARS	0	0
艾滋病　AIDS	58 903	22 137
病毒性肝炎　Viral Hepatitis	1 278 473	2397
脊髓灰质炎　Poliomyelitis	0	0
人感染高致病性禽流感　HpAI	1	0
麻疹　Measles	621	0
流行性出血热　Hemorrhage Fever	5360	12
狂犬病　Hydrophobia	122	111
流行性乙型脑炎　Encephalitis B	205	7
登革热　Dengue Fever	19 541	1
炭疽　Anthrax	434	2
细菌性和阿米巴性痢疾　Dysentery	37 114	2
肺结核　Pulmonary Tuberculosis	613 091	2167
伤寒和副伤寒　Typhoid and Paratyphoid Fever	5542	1
流行性脑脊髓膜炎　Epidemic Encephalitis	90	1
百日咳　Pertussis	41 124	5
白喉　Diphtheria	0	0
新生儿破伤风　Neonatal Tetanus	21	0
猩红热　Scarlet Fever	25 819	0
布鲁氏菌病　Brucellosis	70 439	0
淋病　Gonorrhea	103 613	0
梅毒　Syphilis	530 116	16
钩端螺旋体病　Leptospirosis	302	0
血吸虫病　Schistosomiasis	13	0
疟疾　Malaria	2313	12
人感染 H7N9 禽流感　Avian Influenza A（H7N9）	0	0
猴痘　Monkeypox	407	0

注：鼠疫和霍乱为甲类传染病，其余为乙类传染病。传染性非典型肺炎和炭疽为乙类传染病甲类管理。总计中不含新型冠状病毒感染，下表同。

Note: Plague and cholera are a class infectious diseases, and the rest are B class infectious diseases. SARS and anthrax are classified as class B infectious diseases under class A management. Total does not include COVID-19. The same for the next table.

甲乙类传染病报告发病率及死亡率（2023 年）
Reported Morbidity and Mortality Rates of Infectious Diseases (2023)

疾病名称 Diseases	发病率 （1/100 000） Morbidity Rate （1/100 000）	死亡率 （1/100 000） Mortality Rate （1/100 000）
总计　**Total**	**198.1698**	**1.9062**
鼠疫　Plague	0.0004	0.0001
霍乱　Cholera	0.0021	0
传染性非典型肺炎　SARS	0	0
艾滋病　AIDS	4.1783	1.5703
病毒性肝炎　Viral Hepatitis	90.6879	0.17
脊髓灰质炎　Poliomyelitis	0	0
人感染高致病性禽流感　HpAI	0.0001	0
麻疹　Measles	0.0441	0
流行性出血热　Hemorrhage Fever	0.3802	0.0009
狂犬病　Hydrophobia	0.0087	0.0079
流行性乙型脑炎　Encephalitis B	0.0145	0.0005
登革热　Dengue Fever	1.3861	0.0001
炭疽　Anthrax	0.0308	0.0001
细菌性和阿米巴性痢疾　Dysentery	2.6327	0.0001
肺结核　Pulmonary Tuberculosis	43.4893	0.1537
伤寒和副伤寒　Typhoid and Paratyphoid Fever	0.3931	0.0001
流行性脑脊髓膜炎　Epidemic Encephalitis	0.0064	0.0001
百日咳　Pertussis	2.9171	0.0004
白喉　Diphtheria	0	0
新生儿破伤风　Neonatal Tetanus	0.0015	0
猩红热　Scarlet Fever	1.8315	0
布鲁氏菌病　Brucellosis	4.9966	0
淋病　Gonorrhea	7.3497	0
梅毒　Syphilis	37.6036	0.0011
钩端螺旋体病　Leptospirosis	0.0214	0
血吸虫病　Schistosomiasis	0.0009	0
疟疾　Malaria	0.1641	0.0009
人感染 H7N9 禽流感　Avian Influenza A（H7N9）	0	0
猴痘　Monkeypox	0.0289	0

注：新生儿破伤风发病率和死亡率单位为‰。

Note: Figures of morbidity and mortality rates of neonatal tetanus are culculated per 1000 population aged 1 year old.

6～17岁儿童、青少年身体发育情况（城市）

6-17 Years Old Physical Development of Children and Adolescents (Urban)

年龄/岁 Age/Year	男性 Male				女性 Female			
	平均体重/千克 Mean of Weight/ kg		平均身高/厘米 Mean of Height/ cm		平均体重/千克 Mean of Weight/ kg		平均身高/厘米 Mean of Height/ cm	
	2012	2017	2012	2017	2012	2017	2012	2017
6	24.6	24.2	122.1	122.2	23.3	22.9	120.6	121.4
7	26.2	26.8	126.0	126.9	24.5	24.9	124.4	125.6
8	29.7	30.1	131.4	132.1	28.0	28.3	130.5	131.0
9	33.1	34.0	136.1	138.2	31.4	31.8	136.0	137.8
10	37.3	37.7	141.7	143.2	34.5	36.2	141.4	144.3
11	41.8	43.4	147.5	149.9	36.7	41.4	148.5	150.5
12	45.2	48.0	153.3	156.1	43.9	46.2	152.8	155.6
13	50.6	55.7	160.0	163.5	47.5	49.1	156.6	158.7
14	56.2	56.7	165.6	166.3	50.5	50.8	158.6	158.3
15	57.7	63.0	167.7	171.3	51.5	54.1	158.8	160.2
16	60.4	64.6	170.1	172.3	52.9	54.3	159.6	160.3
17	61.7	64.7	171.0	173.2	52.7	52.8	159.3	160.1

资料来源:《中国居民营养与慢性病状况报告（2020）》,下表同。

Source: *Report on the Status of Nutrition and Chronic Diseases of China* (*2020*), the same for the next table.

6～17 岁儿童、青少年身体发育情况（农村）

6-17 Years Old Physical Development of Children and Adolescents (Rural)

年龄 / 岁 Age/Year	男性 Male				女性 Female			
	平均体重 / 千克 Mean of Weight/ kg		平均身高 / 厘米 Mean of Height/ cm		平均体重 / 千克 Mean of Weight/ kg		平均身高 / 厘米 Mean of Height/ cm	
	2012	2017	2012	2017	2012	2017	2012	2017
6	22.4	23.1	118.4	120.8	21.6	21.7	117.5	119.5
7	24.9	24.6	123.9	124.1	23.7	23.3	122.6	122.8
8	27.4	28.1	128.7	130.1	26.6	26.3	128.0	128.4
9	30.8	30.8	133.3	134.1	29.0	29.0	133.1	133.5
10	34.0	33.5	138.4	138.7	33.1	33.3	139.2	140.1
11	37.8	37.3	144.0	144.1	31.8	37.8	144.4	146.4
12	41.8	42.0	149.6	150.5	41.0	42.1	149.8	151.4
13	46.3	47.2	155.9	157.6	44.8	45.3	153.5	153.5
14	50.7	51.6	161.3	162.9	47.7	47.5	156.0	155.9
15	54.0	57.7	165.2	168.6	50.0	51.5	156.9	158.0
16	56.3	60.1	166.8	170.4	50.8	51.8	157.5	158.5
17	58.0	59.7	168.3	170.3	51.6	52.1	158.1	157.9

二、公共卫生服务

Public Health Services

产妇保健情况
Statistics of Maternal Health Care

年份 Year	住院分娩率 /% Institutional Delivery Rate/%			产前检查率 /% Prenatal Examination Rate/%	产后访视率 /% Postnatal Visit Rate/%
	总计 Total	市 City	县 County		
2015	99.7	99.9	99.5	96.5	94.5
2020	99.9	100.0	99.9	97.4	95.5
2021	99.9	100.0	99.9	97.6	96.0
2022	99.9	100.0	99.9	97.9	96.5
2023	99.9	100.0	99.9	98.2	97.0

3 岁以下儿童和产妇系统管理率
Systematic Management Rate of Maternal and Children Under-three

年份 Year	3 岁以下儿童系统管理率 /% Systematic Management Rate of Children Under-three/%	产妇系统管理率 /% Maternal Systematic Management Rate/%
2015	90.7	91.5
2020	92.9	92.7
2021	92.8	92.9
2022	93.3	93.6
2023	94.3	94.5

血吸虫病防治情况（2023 年）

Statistics of Schistosomiasis Control (2023)

地区 Region		流行县 （市、区） 个数 Epidemic Areas	流行村 人口数 / 万人 Population in Epidemic Villages/ 10 000	年底 病人数 Patients at the End of Year	年内 治疗 病人 次数 / 人次 Treated Patients	累计达到 消除标准县 （市区）个数 Cumulative Areas Reaching Criteria of Elimination	累计达到传 播阻断标准 县（市区）个数 Cumulative Areas Reaching Criteria of Transmission Blocking	年内扩 大化疗 人次数 / 人次 Expasion Chemo- therapy
总计	**Total**	**451**	**7303.45**	**27 772**	**20 198**	**354**	**97**	**598 183**
上海	Shanghai	8	282.91			8		
江苏	Jiangsu	65	1357.50	2122	636	60	5	1449
浙江	Zhejiang	54	951.37	780	895	54		209
安徽	Anhui	50	724.01	4682	3974	24	26	50 290
福建	Fujian	16	85.39			16		
江西	Jiangxi	39	531.67	5454	4892	24	15	113 687
湖北	Hubei	63	1048.28	7093	4181	36	27	159 433
湖南	Hunan	41	691.47	5855	4651	23	18	145 089
广东	Guangdong	14	46.02			14		
广西	Guangxi	20	97.56			20		
四川	Sichuan	63	1307.35	1338	868	63		90 432
云南	Yunnan	18	179.92	448	101	12	6	37 594

地方性氟中毒防治情况（2023 年）
Statistics of Endemic Fluorosis Control (2023)

项目 Item	病区 县个数 Endemic Counties	病区村人 口数 / 万人 Population in Endemic Villages/ 10 000	氟斑牙人 数 / 万人 Cases of Dental Flurosis/ 10 000	氟骨症人 数 / 万人 Cases of Skeletal Flurosis/ 10 000	控制县 个数 Counties Under Control	累计防治受益 人口 / 万人 Cumulative Beneficaries/ 10 000
饮水型 Water Type	1044	6599.5	20.3	5.7	927	6558.2
煤烟污染型 Burning Coal Pollution-Type	171	3270.8	33 535.0	136 735.0	171	3200.4

克山病、大骨节病、碘缺乏病防治情况（2023 年）
Statistics of Keshan Disease, Kashin-Beck Disease, Iodine Deficiency Disorder Control (2023)

疾病名称 Diseases	病区县 个数 Endemic Counties	病区人口数 / 亿人 Population in Endemic Areas/ 100 000 000	现症病 人 / 万人 Current Patients/ 10 000	累计控制 （消除）县个数 Cumulative Counties Under Control
克山病 Keshan Disease	331	1.1	0.4	331
大骨节病 Kashin-Beck Disease	379	0.2	16.4	379
碘缺乏病 Iodine Deficiency Disorder（IDD）	2766	13.7	2.9	2766

注：①克山病现症病人数为潜在型、慢型、亚急型及急型克山病现患病人之和；②碘缺乏病病区县数和人口数系开展碘缺乏病防治工作的县数及人口数，并非碘缺乏病历史病区县数及人口数；③碘缺乏病现症病人数为Ⅱ度甲状腺肿患者和克汀病患者之和。

Note: ① The number of current Keshan disease patients is the sum of potential, slow, subacute and acute Keshan disease patients. ② The number of counties and population in IDD areas are the number of counties and population carrying out IDD prevention and control, not the number of counties and population in IDD historical areas. ③ The current number of IDD patients is the sum of patients with grade Ⅱ goiter and patients with ketamine.

2023 年食源性疾病暴发的发生场所分布
Location Distribution of Foodborne Disease Outbreaks in 2023

发生场所	事件数 Number of Cases	百分比 Percent- age	发病 人数 Number of Infected	百分比 Percent- age	死亡 人数 Number of Deaths	百分比 Percent- age	病死 率 /% Fatality Rate/%
总计　Total	**6960**	**100.00**	**30 237**	**100.00**	**90**	**100.00**	**0.30**
家庭　Family	4465	64.15	14 216	47.02	82	91.11	0.58
餐饮服务场所　Catering Service	2291	32.92	15 034	49.72	6	6.67	0.04
餐馆　Restaurant	1257	18.06	7879	26.06	1	1.11	0.01
街头摊点　Street Vendors	347	4.99	1268	4.19	1	1.11	0.08
单位食堂　Work Unit Canteen	86	1.24	678	2.24		0.00	0.00
门店 [1]　Catering Stores	126	1.81	534	1.77		0.00	0.00
学校食堂　School Canteen	149	2.14	1514	5.01		0.00	0.00
农村宴席　Rural Banquet	46	0.66	895	2.96	1	1.11	0.11
集体用餐配送单位 The Company with Delivering Group Meal	35	0.50	522	1.73		0.00	0.00
社会用餐配送单位 The Company with Delivering Social Meal	20	0.29	157	0.52		0.00	0.00
中央厨房　Central Kitchen	1	0.01	8	0.03		0.00	0.00
其他　Others	224	3.22	1579	5.22	3	3.33	0.19
校园 [2]　School							
其他　Others	204	2.93	987	3.26	2	2.22	0.20

注：1. 包括食品超市、食品店、饮品店、小吃店等。
　　2. 指进食与餐饮场所制备的食品无关，且发生在校园不包括学校食堂的事件。
Note: 1. Including food supermarkets, food stores, beverage stores, snack bars, etc.
　　2. It refers to the event that eating has nothing to do with the food prepared in the catering place and occurs on the campus, excluding the school canteen.

2023 年度食品安全国家标准情况
The National Food Safety Standards (2023)

单位：个

标准分类 Standards Categories	期末实有 Number of Standards in 2023	本期新增（制定） Number of New Standards in 2023	本期修订 Number of Edited Standards in 2023	本期废止 Number of Abolished Standards in 2023
总计　Total	1394	44	41	5
基础标准 Basic Standards	15			1
食品原料及产品标准 Food Raw Materials and Product Standards	72	3		
营养与特殊膳食类食品标准 Nutrition and Foods for Special Dietary Uses Standards	68	6		
食品添加剂标准 Food Additives Standards	639	7	3	
食品营养强化剂标准 Standards for Nutritional Fortifier for Food	10			2
食品相关产品标准 Food Related Products Standards	17	1	5	2
生产经营卫生要求标准 Hygienic Requirements and Standards for Production and Operation	36	1	4	
检验方法与规程标准 Inspection Methods, Procedures and Standards	537	26	29	

新发职业病报告病例数

Statistics of Registered New Cases of Occupational Diseases 单位：人

病种 Categories of Occupational Disease	2022	2023
合计　**Total**	**11 108**	**12 087**
职业性尘肺病及其他呼吸系统疾病 Occupational Pneumoconioses and Other Occupational Respiratory Diseases	7615	8105
职业性皮肤病 Occupational Dermatoses	48	65
职业性眼病 Occupational Eye Diseases	23	39
职业性耳鼻喉口腔疾病 Occupational Otolaryngologic and Stomatological Diseases	1879	2228
职业性化学中毒 Occupational Diseases Caused by Chemical Agents	399	367
物理因素所致职业病 Occupational Diseases Caused by Physical Agents	749	577
职业性放射性疾病 Occupational Radiation-induced Diseases	11	7
职业性传染病 Occupational Infectious Diseases	308	625
职业性肿瘤 Occupational Cancer	71	67
其他职业病 Other Occupational Diseases	5	7

被监督单位基本情况（2023 年）
Statistics of Inspected Field (2023)

项目 Item	单位个数 Number of Units	从业人员数 Number of Staffs	其中：持健康证 （资质）人数 Staffs with Health Certificates
公共场所卫生 Public Place Hygiene	1 737 485	7 895 267	7 731 075
饮用水卫生 Drinking Water Hygiene	106 655	801 394	741 932
学校卫生 School Hygiene	179 087	14 092 713	
放射诊疗 Radiation Health	88 988		
涉水产品 Water-related Products	7184	131 881	98 403
消毒产品 Disinfection Products	38 188	202 775	178 940
餐饮具集中消毒 Centralized Disinfection of Tableware	3943	44 186	42 895
妇幼健康 Maternal's and Children's Health	20 138	382 671	
职业健康检查、职业病诊断、 放射卫生技术机构 Technical Institutions for Occupational Health Examination， Occupational Disease Diagnosis and Radiation Health	5963		

卫生行政处罚情况（2023 年）

Statistics of Health Administrative Punishments (2023)

项目 Item	案件数 / 件 Number of Cases	处罚决定 / 件 Punishments				行政措施 / 起 Administrative Measures	
		警告 Warning	罚款 Fine	责令停产停业 Ordering to Suspend Production and Operation	吊销卫生许可证 Revoking Hygiene Licenses	责令改正 Rectification	取缔 Ban
公共场所卫生 Public Place Hygiene	84 099	78 516	51 307	57	9	17 604	
饮用水卫生 Drinking Water Hygiene	3245		2563			540	
学校卫生 School Hygiene	5992	5779				746	
职业病防治机构 Occupational Disease Prevention and Control Institutions	519	493	148			58	
放射诊疗 Radiation Therapy	6980	6497	4276		6	1285	
消毒产品 Disinfection Product	3111		3091		4	991	
餐饮具集中消毒 Centralized Disinfection of Tableware	1270	1093	259			223	
传染病防治 Prevention and Control of Infectious Diseases	42 254	27 427	26 929		7	5621	
医疗卫生 Medical Services	34 452	27 375	21 126	446	42	6079	
无证行医 Uncertified or Unlicensed Practitioners	10 118		9833				
血液安全 Blood Safety	66	56	32			9	
妇幼健康 Maternal's and Children's Health	857	762	368	7	1	165	
用人单位 Employment Organization	12 875	11 199	2193			2158	
职业卫生技术服务机构 Occupational Health Technical Service Organization	165	158	136			24	

三、医疗服务

Health Services

医疗卫生机构诊疗人次数及入院人次数
Number of Visits and Inpatients in Health Care Institutions

年份 Year	诊疗人次数 / 亿人次			入院人次数 / 万人次		
	Visits/ 100 Million	医院 Hospitals	基层医疗 卫生机构 Grass-roots Health Care Institutions	Inpatients/ 10 000	医院 Hospitals	基层医疗 卫生机构 Grass-roots Health Care Institutions
2010	58.38	20.40	36.12	14 174	9524	3950
2015	76.93	30.84	43.42	21 053	16 087	4036
2020	77.41	33.23	41.16	23 013	18 352	3707
2022	84.16	38.22	42.66	24 686	20 099	3619
2023	95.51	42.61	49.45	30 187	24 500	4545

各类医疗卫生机构诊疗人次数及入院人次数（2023 年）
Number of Visits and Inpatients in Health Care Institutions (2023)

机构名称 Institution	诊疗人次数 Visits		入院人次数 Inpatients	
	亿人次 / 100 Million	构成 /% Percentage/%	万人次 / 10 000	构成 /% Percentage/%
总计 Total	**95.51**	**100.0**	**30 187**	**100.0**
医院 Hospitals	42.61	44.6	24 500	81.2
基层医疗卫生机构 Grass-roots Health Care Institutions	49.45	51.8	4545	15.1
其他机构 Others	3.45	3.6	1142	3.8

各地区医疗卫生机构诊疗人次数（2023 年）

Number of Visits in Health Care Institutions by Region (2023)

地 区 Region		诊疗人次数 / 万人次 Visits/ 10 000	地 区 Region		诊疗人次数 / 万人次 Visits/ 10 000
总 计	**Total**	**955 088.2**	江 西	Jiangxi	25 615.2
东 部	Eastern	478 137.3	山 东	Shandong	78 189.2
中 部	Central	248 009.4	河 南	Henan	68 435.0
西 部	Western	228 941.4	湖 北	Hubei	36 777.8
			湖 南	Hunan	40 397.8
北 京	Beijing	27 537.9	广 东	Guangdong	90 560.1
天 津	Tianjin	11 860.6	广 西	Guangxi	26 247.1
河 北	Hebei	50 445.1	海 南	Hainan	5504.5
山 西	Shanxi	14 640.0	重 庆	Chongqing	21 510.9
内蒙古	Nei Mongol	11 826.6	四 川	Sichuan	59 025.4
辽 宁	Liaoning	19 398.4	贵 州	Guizhou	20 921.6
吉 林	Jilin	11 273.7	云 南	Yunnan	31 762.1
黑龙江	Heilongjiang	12 000.9	西 藏	Xizang	1570.6
上 海	Shanghai	26 006.7	陕 西	Shaanxi	21 725.7
江 苏	Jiangsu	64 241.9	甘 肃	Gansu	12 105.8
浙 江	Zhejiang	75 308.1	青 海	Qinghai	2878.0
安 徽	Anhui	38 869.0	宁 夏	Ningxia	5075.1
福 建	Fujian	29 084.8	新 疆	Xinjiang	14 292.5

各地区医疗卫生机构入院人次数（2023年）
Number of Inpatients in Health Care Institutions by Region (2023)

地　区 Region	入院人次数/ 万人次 Inpatients/ 10 000	地　区 Region	入院人次数/ 万人次 Inpatients/ 10 000
总　计　**Total**	**30 187.3**	江　西　Jiangxi	940.4
东　部　Eastern	11 492.1	山　东　Shandong	2349.3
中　部　Central	9126.8	河　南　Henan	2294.1
西　部　Western	9568.4	湖　北　Hubei	1487.5
		湖　南　Hunan	1606.5
北　京　Beijing	445.1	广　东　Guangdong	2019.5
天　津　Tianjin	213.3	广　西　Guangxi	1304.8
河　北　Hebei	1294.1	海　南　Hainan	146.3
山　西　Shanxi	544.1	重　庆　Chongqing	836.1
内蒙古　Nei Mongol	408.2	四　川　Sichuan	2254.6
辽　宁　Liaoning	779.7	贵　州　Guizhou	1045.5
吉　林　Jilin	420.8	云　南　Yunnan	1162.4
黑龙江　Heilongjiang	672.9	西　藏　Xizang	35.4
上　海　Shanghai	533.1	陕　西　Shaanxi	944.9
江　苏　Jiangsu	1711.9	甘　肃　Gansu	591.9
浙　江　Zhejiang	1324.1	青　海　Qinghai	120.2
安　徽　Anhui	1160.5	宁　夏　Ningxia	141.6
福　建　Fujian	675.7	新　疆　Xinjiang	722.7

各类医院诊疗人次数

Number of Visits in Different Types of Hospitals 单位：亿人次

医院名称 Hospital	2010	2015	2020	2022	2023
总计　Total	**20.40**	**30.84**	**33.23**	**38.22**	**42.61**
按登记注册类型分　By the Type of Registration					
公立医院	18.74	27.12	27.92	31.89	35.59
Public Hospitals					
民营医院	1.66	3.71	5.31	6.33	7.02
Non-public Hospitals					
按医院等级分　By Level					
＃三级医院	7.60	14.98	17.98	22.29	26.26
Tertiary Hospitals					
二级医院	9.31	11.72	11.56	12.04	12.19
Secondary Hospitals					
一级医院	1.46	2.06	2.02	2.15	2.45
Primary Hospitals					
按类别分　By Category					
＃综合医院	15.11	22.57	23.86	27.27	29.86
General Hospitals					
中医医院	3.28	4.85	5.18	5.99	6.79
TCM Hospitals					
专科医院	1.68	2.77	3.38	4.01	4.86
Specialist Hospitals					

各地区医院诊疗人次数（2023 年）
Number of Visits in Hospitals by Region (2023)

地 区 Region		合计 / 万人次 Total/10 000	公立医院 / 万人次 Public Hospitals/ 10 000	民营医院 / 万人次 Non-public Hospitals/10 000
总　计	**Total**	**426 118.4**	**355 918.1**	**70 200.3**
东　部	Eastern	217 092.4	181 363.1	35 729.3
中　部	Central	102 267.1	84 638.5	17 628.6
西　部	Western	106 758.9	89 916.6	16 842.4
北　京	Beijing	16 359.9	13 558.8	2801.1
天　津	Tianjin	7172.0	5655.4	1516.6
河　北	Hebei	19 460.6	15 277.5	4183.0
山　西	Shanxi	8117.4	6861.5	1255.9
内蒙古	Nei Mongol	6553.4	5761.5	792.0
辽　宁	Liaoning	12 404.8	9472.2	2932.6
吉　林	Jilin	6717.4	5639.0	1078.4
黑龙江	Heilongjiang	7773.2	6420.7	1352.5
上　海	Shanghai	16 532.6	15 118.8	1413.7
江　苏	Jiangsu	30 001.2	22 735.9	7265.3
浙　江	Zhejiang	32 753.5	28 342.6	4410.9
安　徽	Anhui	15 098.8	12 093.0	3005.8
福　建	Fujian	11 413.4	9892.2	1521.2
江　西	Jiangxi	9619.5	8296.8	1322.6
山　东	Shandong	27 727.4	22 956.2	4771.2

续表

Continued

地　区 Region	合计 / 万人次 Total/10 000	公立医院 / 万人次 Public Hospitals/ 10 000	民营医院 / 万人次 Non-public Hospitals/10 000
河　南　Henan	25 769.4	20 503.7	5265.6
湖　北　Hubei	15 986.0	13 970.3	2015.7
湖　南　Hunan	13 185.4	10 853.4	2332.0
广　东　Guangdong	40 803.9	36 196.0	4607.9
广　西　Guangxi	12 038.2	11 078.8	959.4
海　南　Hainan	2463.0	2157.3	305.7
重　庆　Chongqing	8672.6	6999.0	1673.6
四　川　Sichuan	26 030.8	21 802.2	4228.6
贵　州　Guizhou	9352.2	7064.7	2287.5
云　南　Yunnan	13 387.4	10 812.7	2574.7
西　藏　Xizang	791.1	593.2	198.0
陕　西　Shaanxi	11 998.4	9808.4	2190.0
甘　肃　Gansu	6313.1	5725.5	587.6
青　海　Qinghai	1519.4	1322.3	197.1
宁　夏　Ningxia	2534.5	2115.1	419.4
新　疆　Xinjiang	7567.8	6833.2	734.5

各类医院入院人次数

Number of Inpatients in Different Types of Hospitals
单位：万人次

医院名称 Hospital	2010	2015	2020	2022	2023
总计 Total	**9524**	**16 087**	**18 352**	**20 099**	**24 500**
按登记注册类型分 By the Type of Registration					
公立医院 Public Hospitals	8724	13 721	14 835	16 304	20 007
民营医院 Non-public Hospitals	800	2365	3517	3794	4493
按医院等级分 By Level					
#三级医院 Tertiary Hospitals	3097	6829	9373	11 634	14 834
二级医院 Secondary Hospitals	5116	7121	6965	6521	7532
一级医院 Primary Hospitals	464	965	1117	1106	1272
按类别分 By Category					
#综合医院 General Hospitals	7505	12 335	13 588	14 761	17 776
中医医院 TCM Hospitals	1168	2102	2556	2815	3509
专科医院 Specialist Hospitals	733	1380	1821	2084	2645

各地区医院入院人次数（2023 年）

Number of Inpatients in Hospitals by Region (2023)

地　区 Region		合计 / 万人次 Total/10 000	公立医院 / 万人次 Public Hospitals/ 10 000	民营医院 / 万人次 Non-public Hospitals/10 000
总　计	**Total**	**24 500.1**	**20 006.7**	**4493.4**
东　部	Eastern	9873.6	8202.5	1671.2
中　部	Central	7310.2	5927.5	1382.8
西　部	Western	7316.2	5876.8	1439.5
北　京	Beijing	434.2	374.2	60.1
天　津	Tianjin	210.8	193.6	17.2
河　北	Hebei	1120.7	893.3	227.4
山　西	Shanxi	501.7	394.8	106.8
内蒙古	Nei Mongol	360.6	325.7	34.8
辽　宁	Liaoning	742.2	580.5	161.8
吉　林	Jilin	406.0	330.7	75.3
黑龙江	Heilongjiang	626.3	503.7	122.6
上　海	Shanghai	511.6	471.8	39.8
江　苏	Jiangsu	1406.0	1047.9	358.1
浙　江	Zhejiang	1206.7	1042.4	164.3
安　徽	Anhui	988.2	778.7	209.5
福　建	Fujian	578.1	485.3	92.8
江　西	Jiangxi	714.4	570.2	144.3
山　东	Shandong	1864.0	1546.0	318.0

34

地　区 Region		合计 / 万人次 Total/10 000	公立医院 / 万人次 Public Hospitals/ 10 000	民营医院 / 万人次 Non-public Hospitals/10 000
河　南	Henan	1847.3	1475.1	372.2
湖　北	Hubei	1093.0	950.1	142.9
湖　南	Hunan	1133.4	924.3	209.1
广　东	Guangdong	1670.8	1454.4	216.4
广　西	Guangxi	839.2	729.9	109.3
海　南	Hainan	128.5	113.1	15.4
重　庆	Chongqing	585.1	433.2	151.9
四　川	Sichuan	1636.4	1259.5	376.9
贵　州	Guizhou	787.3	547.4	239.9
云　南	Yunnan	922.2	738.2	184.0
西　藏	Xizang	34.1	22.5	11.6
陕　西	Shaanxi	831.6	648.1	183.5
甘　肃	Gansu	476.6	419.0	57.6
青　海	Qinghai	109.1	94.7	14.4
宁　夏	Ningxia	128.7	109.5	19.2
新　疆	Xinjiang	605.4	549.0	56.4

各级公立医院诊疗人次数及入院人次数

Number of Visits and Inpatients in Public Hospitals

	2010	2015	2020	2022	2023
诊疗人次数／亿人次	**18.74**	**27.12**	**27.92**	**31.89**	**35.59**
Visits/100 Million					
#三级医院	7.53	14.62	17.17	21.19	24.98
Tertiary Hospitals					
二级医院	9.02	10.86	9.81	9.85	9.73
Secondary Hospitals					
一级医院	1.02	1.04	0.57	0.51	0.56
Primary Hospitals					
入院人次数／万人次	**8724**	**13 721**	**14 835**	**16 304**	**20 007**
Inpatients/10 000					
#三级医院	3065	6633	8880	10 987	14 018
Tertiary Hospitals					
二级医院	4941	6525	5681	5082	5750
Secondary Hospitals					
一级医院	287	347	164	135	146
Primary Hospitals					

医院分科门急诊人次数及构成
Number and Percentage of Outpatient and Emergency Visits in Hospitals by Department

科别 Department	门急诊人次数 / 万人次 Number of Outpatient and Emergency Visits/ 10 000		构成 /% Percentage/%	
	2022	2023	2022	2023
总计　Total	371 508	415 542	100.0	100.0
预防保健科　Preventive Care Department	1434	1457	0.4	0.4
全科医疗科　General Practical Department	5171	5354	1.4	1.3
内科　Internal Medical Department	80 384	88 730	21.6	21.4
外科　Surgical Department	36 368	40 585	9.8	9.8
儿科　Pediatric Department	25 815	34 578	6.9	8.3
妇产科　Obs. and Gyn. Department	27 197	27 879	7.3	6.7
眼科　Ophthalmologic Department	11 817	14 679	3.2	3.5
耳鼻咽喉科　ENT Department	9266	10 724	2.5	2.6
口腔科　Stomatologic Department	12 047	14 604	3.2	3.5
皮肤科　Dermatological Department	10 568	12 805	2.8	3.1
精神科　Psychiatric Department	6975	8336	1.9	2.0
传染科　Infectious Disease Department	7245	6006	2.0	1.4
肿瘤科　Oncology Department	5765	6626	1.6	1.6
急诊医学科　Emergency Department	22 423	25 283	6.0	6.1
康复医学科　Rehabilitation Medical Department	3665	4567	1.0	1.1
中医科　TCM Department	65 523	74 838	17.6	18.0
其他　Others	39 844	38 491	10.7	9.3

注: 本表系医院分科门急诊人次数。
Note: Data in this table are outpatient and emergency visits in hospitals by department.

医院分科出院人次数及构成

Number and Percentage of Hospital Inpatients by Department

科别 Department	出院人次数 / 万人次 Inpatients/ 10 000		构成 /% Percentage/%	
	2022	2023	2022	2023
总计　Total	19 928.1	24 456.2	100.0	100.0
预防保健科　Preventive Care Department	6.5	3.7	0.0	0.0
全科医疗科　General Practical Department	166.3	218.0	0.8	0.9
内科　Internal Medical Department	5587.4	6976.5	28.0	28.5
外科　Surgical Department	3924.5	4540.2	19.7	18.6
儿科　Pediatric Department	1301.0	1778.4	6.5	7.3
妇产科　Obs. and Gyn. Department	1456.9	1506.1	7.3	6.2
眼科　Ophthalmologic Department	613.4	845.0	3.1	3.5
耳鼻咽喉科　ENT Department	334.8	401.3	1.7	1.6
口腔科　Stomatologic Department	55.3	67.4	0.3	0.3
皮肤科　Dermatological Department	58.7	76.5	0.3	0.3
精神科　Psychiatric Department	418.4	513.4	2.1	2.1
传染科　Infectious Disease Department	271.6	376.1	1.4	1.5
肿瘤科　Oncology Department	1231.8	1438.1	6.2	5.9
急诊医学科　Emergency Department	152.5	202.6	0.8	0.8
康复医学科　Rehabilitation Medical Department	353.2	451.1	1.8	1.8
中医科　TCM Department	2951.0	3718.0	14.8	15.2
其他　Others	1044.8	1343.8	5.2	5.5

非公立医疗机构医疗服务情况
Health Servicesin in Non-public Health Care Institutions

机构名称	2010	2015	2020	2022	2023
总诊疗人次数／万人次 **Number of Visits/10 000**	**135 036**	**171 420**	**181 591**	**196 527**	**230 523**
#医院 Hospitals	16 582	37 121	53 094	63 324	70 200
基层医疗卫生机构 Grass-roots Health Care Institutions	118 258	134 018	128 339	133 066	160 153
占同类机构百分比 As % of Same Type Institutions	23.1	22.3	23.5	23.4	24.1
#医院 Hospitals	8.1	12.0	16.0	16.6	16.5
基层医疗卫生机构 Grass-roots Health Care Institutions	32.7	30.9	31.2	31.2	32.4
出院人次／万人次 **Number of Inpatients/10 000**	**878**	**2407**	**3539**	**3808**	**4529**
#医院 Hospitals	797	2334	3487	3735	4446
基层医疗卫生机构 Grass-roots Health Care Institutions	78	68	47	66	75
占同类机构百分比 As % of Same Type Institutions	6.2	11.5	15.4	15.6	15.0
#医院 Hospitals	8.4	14.6	19.0	18.7	18.2
基层医疗卫生机构 Grass-roots Health Care Institutions	2.0	1.7	1.3	1.8	1.6

医院病床使用率
Occupacy Rate of Hospital Beds

单位：%

	2010	2015	2020	2022	2023
总计　Total	86.7	85.4	72.3	71.0	79.4
按登记注册类型分　By the Type of Registration					
公立医院 Public Hospitals	90.0	90.4	77.4	75.6	86.0
民营医院 Non-public Hospitals	59.0	62.8	58.3	59.7	63.5
按医院等级分　By Level					
#三级医院 Tertariy Hospitals	102.9	98.8	81.3	79.8	91.1
二级医院 Secondary Hospitals	87.3	84.1	70.7	67.7	74.3
一级医院 Primary Hospitals	56.6	58.8	52.1	51.6	54.1
按类别分　By Category					
#综合医院 General Hospitals	87.5	86.1	72.4	70.9	80.5
中医医院 TCM Hospitals	84.1	84.7	72.3	70.1	79.4
专科医院 Specialist Hospitals	85.7	83.2	72.8	73.1	77.7

各地区医院病床使用率（2023 年）

Occupancy Rate of Hospital Beds by Region (2023)

单位：%

地 区 Region		合计 Total	公立医院 Public Hospitals	民营医院 Non-public Hospitals
总 计	**Total**	**79.4**	**86.0**	**63.5**
东 部	Eastern	78.7	85.4	63.3
中 部	Central	78.5	85.1	61.8
西 部	Western	81.3	87.9	65.6
北 京	Beijing	80.3	86.1	62.1
天 津	Tianjin	74.6	81.1	48.2
河 北	Hebei	71.6	77.9	56.7
山 西	Shanxi	71.2	77.8	53.7
内蒙古	Nei Mongol	67.5	73.8	36.9
辽 宁	Liaoning	70.9	77.9	55.8
吉 林	Jilin	71.2	78.0	55.7
黑龙江	Heilongjiang	72.2	75.6	62.0
上 海	Shanghai	91.0	97.0	78.8
江 苏	Jiangsu	81.1	90.9	66.5
浙 江	Zhejiang	84.5	92.3	69.4
安 徽	Anhui	76.0	84.3	58.1
福 建	Fujian	79.6	85.6	63.4
江 西	Jiangxi	77.5	82.2	67.0
山 东	Shandong	79.2	86.1	61.1

续表
Continued

地 区 Region		合计 Total	公立医院 Public Hospitals	民营医院 Non-public Hospitals
河 南	Henan	83.1	90.4	64.6
湖 北	Hubei	84.8	91.3	61.6
湖 南	Hunan	79.6	86.0	64.1
广 东	Guangdong	78.8	84.0	63.9
广 西	Guangxi	84.0	88.9	70.5
海 南	Hainan	71.1	77.5	52.7
重 庆	Chongqing	81.9	92.0	61.8
四 川	Sichuan	86.0	94.5	69.7
贵 州	Guizhou	80.1	87.4	70.7
云 南	Yunnan	79.8	88.3	60.4
西 藏	Xizang	54.4	52.5	59.6
陕 西	Shaanxi	81.0	86.6	67.6
甘 肃	Gansu	75.2	78.7	58.4
青 海	Qinghai	72.9	76.7	53.6
宁 夏	Ningxia	79.7	87.8	54.8
新 疆	Xinjiang	88.6	92.9	60.9

医院平均住院日
Average Length of Stay in Hospitals

单位：天

医院名称 Hospital	2010	2015	2020	2022	2023
总计 Total	**10.5**	**9.6**	**9.5**	**9.2**	**8.8**
按登记注册类型分 By the Type of Registration					
公立医院 Public Hospitals	10.7	9.8	9.3	8.7	8.4
民营医院 Non-public Hospitals	8.4	8.5	10.3	11.0	10.7
按医院等级分 By Level					
#三级医院 Tertariy Hospitals	12.5	10.4	9.3	8.4	8.1
二级医院 Secondary Hospitals	9.4	8.9	9.3	9.7	9.5
一级医院 Primary Hospitals	9.1	9.0	10.2	10.2	9.5
按类别分 By Category					
#综合医院 General Hospitals	9.8	8.9	8.5	7.9	7.7
中医医院 TCM Hospitals	10.6	9.9	9.5	9.1	8.9
专科医院 Specialist Hospitals	17.3	14.5	15.7	16.8	15.7

医院医师日均担负诊疗人次数和住院床日
Daily Visits and Inpatient Bed Day per Physician in Hospitals

医院名称 Hospital	医师日均担负诊疗人次数 Daily Visits per Physician		医师日均担负住院床日 Daily Inpatient Bed Day per Physician	
	2022	2023	2022	2023
总计　**Total**	**6.2**	**6.6**	**2.1**	**2.3**
按登记注册类型分　By the Type of Registration				
公立医院 Public Hospitals	6.6	7.1	2.0	2.3
民营医院 Non-public Hospitals	4.8	4.9	2.3	2.5
按医院等级分　By Level				
#三级医院 Tertariy Hospitals	6.7	7.3	2.0	2.3
二级医院 Secondary Hospitals	6.1	6.0	2.2	2.5
一级医院 Primary Hospitals	4.9	5.3	1.9	1.9
按类别分　By Category				
#综合医院 General Hospitals	6.5	6.8	1.9	2.2
中医医院 TCM Hospitals	6.4	6.7	1.9	2.2
专科医院 Specialist Hospitals	5.0	5.6	3.2	3.4

综合医院医师日均担负诊疗人次数和住院床日

Daily Visits and Inpatient Bed Day per Physician in General Hospitals

指标 Indicator	2022	2023
医师日均担负诊疗人次数 **Daily Visits per Physician**	**6.8**	**7.2**
委属 Hospitals of the Commission	8.1	9.6
省属 Provincial Hospitals	6.7	7.6
地级市属 Hospitals of Prefecture Cities	6.6	7.0
县级市属 Hospitals of County-level Cities	7.2	7.3
县属 County Hospitals	6.7	6.7
医师日均担负住院床日 **Daily Inpatient Bed Day per Physician**	**1.9**	**2.2**
委属 Hospitals of the Commission	1.8	2.0
省属 Provincial Hospitals	1.8	2.2
地级市属 Hospitals of Prefecture Cities	1.9	2.1
县级市属 Hospitals of County-level Cities	1.8	2.1
县属 County Hospitals	2.2	2.4

注：本表系政府办综合医院数据。

Note: Data in this table are of government-run general hospitals.

医院收入与支出（2023年）
Incomes and Expenditures of Hospitals (2023)

指标 Indicator	医院 Hospitals	公立医院 Public Hospitals	三级医院 Tertiary Hospitals	二级医院 Secondary Hospitals	一级医院 Primary Hospitals
院均总收入／万元 **Income per Hospital/10 000 Yuan**	**12 468**	**34 768**	**100 452**	**14 465**	**1340**
#财政拨款收入 Income from Appropriations	1384	4491	11 102	2812	392
事业收入 Income from Undertaking	10 752	29 361	86 740	11 270	881
内：医疗收入 Medical Income	10 664	29 079	85 776	11 241	872
内：药品收入 Drug Income	2988	8118	23 549	3331	340
科教收入 Science and Education Project Payment	68	220	795	4	0.3
院均总费用／万元 **Expenditure per Hospital/10 000 Yuan**	**11 850**	**33 034**	**95 315**	**13 792**	**1296**
#业务活动费用 Medical Cost	10 144	29 136	84 878	11 767	1030
财政拨款经费 Expenditure from Appropriations	789	2522	6107	1620	303
科教经费 Science and Education Project Payment	62	174	610	12	2
单位管理费用 Administrative Cost	1400	3422	9198	1763	222
财政拨款经费 Expenditure from Appropriations	176	557	1308	372	79
科教经费 Science and Education Project Payment	8	16	53	2	0.4
业务活动和单位管理费用中的 药品费用 Drug Expense	2815	7920	23 025	3228	292
次均门诊费用／元 **Average Medical Expense per Visit/Yuan**	**361.6**	**349.0**	**391.2**	**253.4**	**186.2**
#药费　Drug	133.5	133.2	148.1	98.3	93.5
次均住院费用／元 **Average Medical Expense per Inpatient/Yuan**	**10 315.8**	**10 800.2**	**12 685.3**	**6378.2**	**4960.0**
#药费　Drug	2358.6	2407.2	2788.6	1515.5	1143.7

注：统计范围为 38 355 个医院。
Note: Data in this table are of 38 355 hospitals.

公立医院次均门诊费用
Average Medical Expense per Visit in Public Hospitals

年份 Year	次均门诊费用 / 元 Medical Expense per Visit / Yuan	药费 Drug	检查费 Examination	占门诊费用百分比 As % of Outpatient Expense	
				药费 Drug	检查费 Examination
合计　Total					
2010	167.3	87.4	30.8	52.3	18.4
2015	235.2	113.7	44.3	48.4	18.8
2020	320.2	129.8	64.4	40.5	20.1
2022	333.6	131.6	66.2	39.5	19.8
2023	349.0	133.2	73.4	38.2	21.0
# 三级医院　Tertiary Hospitals					
2010	220.2	117.6	37.9	53.4	17.2
2015	283.7	139.8	51.1	49.3	18.0
2020	373.6	150.8	74.9	40.4	20.1
2022	381.6	150.1	76.5	39.3	20.1
2023	391.2	148.1	82.6	37.9	21.1
二级医院　Secondary Hospitals					
2010	139.3	70.5	28.9	50.6	20.8
2015	184.1	85.0	39.2	46.2	21.3
2020	238.4	96.8	49.7	40.6	20.9
2022	241.2	95.5	47.5	39.6	19.7
2023	253.4	98.3	53.9	38.8	21.3
一级医院　Primary Hospitals					
2010	93.1	51.6	11.5	55.4	12.4
2015	132.9	70.6	17.6	53.1	13.3
2020	175.5	90.2	21.8	51.4	12.4
2022	182.5	90.1	21.3	49.3	11.7
2023	186.2	93.5	21.6	50.2	11.6

公立医院次均住院费用
Average Medical Expense per Inpatient in Public Hospitals

年份 Year	次均住院费用 / 元 Medical Expense per Inpatient / Yuan	药费 Drug	检查费 Examination	占住院费用百分比 As % of Inpatient Expense 药费 Drug	检查费 Examination
合计 **Total**					
2010	6415.9	2784.3	460.8	43.4	7.2
2015	8833.0	3259.6	753.4	36.9	8.5
2020	11 364.3	2953.2	1131.6	26.0	10.0
2022	11 468.6	2743.4	1218.9	23.9	10.6
2023	10 800.2	2407.2	1203.2	22.3	11.1
# 三级医院　Tertiary Hospitals					
2010	10 442.4	4440.9	765.5	42.5	7.3
2015	12 599.3	4641.6	1078.1	36.8	8.6
2020	14 442.0	3749.7	1423.5	26.0	9.9
2022	13 711.4	3251.7	1437.8	23.7	10.5
2023	12 685.3	2788.6	1394.4	22.0	11.0
二级医院　Secondary Hospitals					
2010	4338.6	1944.8	303.4	44.8	7.0
2015	5358.2	1981.2	456.2	37.0	8.5
2020	6760.5	1765.3	700.1	26.1	10.4
2022	6790.5	1687.4	770.1	24.8	11.3
2023	6378.2	1515.5	760.5	23.8	11.9
一级医院　Primary Hospitals					
2010	2844.3	1243.7	185.9	43.7	6.5
2015	3844.5	1525.3	304.4	39.7	7.9
2020	5447.9	1395.3	488.9	25.6	9.0
2022	5424.0	1310.5	493.3	24.2	9.1
2023	4960.0	1143.7	486.9	23.1	9.8

综合医院收入与支出（2023 年）
Incomes and Expenditures of General Hospitals (2023)

指标 Indicator	合计 Total	委属 Hospital of the Commission	省属 Provincial Hospital	地级市属 Hospital of Prefecture City	县级市属 Hospital of County Level City	县属 County Hospital
院均总收入 / 万元 Income per Hospital/10 000 Yuan	56 406	747 931	274 202	102 909	32 794	23 459
# 财政拨款收入 Income from Appropriations	6829	32 614	23 734	12 776	4972	3816
事业收入 Income from Undertaking	48 187	684 176	243 116	88 200	26 901	19 122
内：医疗收入 Medical Income	47 738	662 036	240 148	87 634	26 677	19 102
内：药品收入 Drug Income	12 612	172 776	62 640	22 792	7151	5276
科教收入 Science and Education Project Payment	340	19 345	2831	438	28	6
院均总费用 / 万元 Expenditure per Hospital/10 000 Yuan	53 885	728 524	262 019	97 649	31 418	22 347
# 业务活动费用 Medical Cost	47 839	663 036	238 257	86 613	27 462	19 293
财政拨款经费 Expenditure from Appropriations	3832	24 980	13 344	6403	3060	2115
科教经费 Science and Education Project Payment	268	15 849	2166	311	21	24
单位管理费用 Administrative Cost	5305	60 501	20 789	9765	3435	2617
财政拨款经费 Expenditure from Appropriations	831	5187	2560	1617	570	462
科教经费 Science and Education Project Payment	25	1710	136	35	5	2
业务活动和单位管理费用中的药品费用 Drug Expense	12 485	171 331	62 065	22 595	7062	5201
次均门诊费用 / 元 Average Medical Expense per Visit/Yuan	346.9	640.1	480.4	359.3	277.1	244.3
# 药费 Drug	122.5	227.7	173.7	125.4	96.2	86.2
次均住院费用 / 元 Average Medical Expense per Inpatient/Yuan	10 996.5	23 705.3	18 124.1	12 279.7	7920.3	5869.8
# 药费 Drug	2411.7	4963.8	3936.5	2662.8	1744.8	1373.5

注：本表系政府办综合医院数据。

Note: Data in this table are of government-run general hospitals.

综合医院次均门诊费用

Average Medical Expense per Outpatient Visit in General Hospitals

年份 Year	次均门诊费用 / 元 Medical Expense Per Visit/ Yuan			占门诊费用百分比 As % of Outpatient Expense	
		药费 Drug	检查费 Examination	药费 Drug	检查费 Examination
合计　Total					
2022	332.7	123.2	73.2	37.0	22.0
2023	346.9	122.5	81.4	35.3	23.5
委属　Hospitals of the Commission					
2022	624.8	241.6	122.3	38.7	19.6
2023	640.1	227.7	134.2	35.6	21.0
省属　Provincial Hospitals					
2022	470.8	181.5	100.3	38.5	21.3
2023	480.4	173.7	108.3	36.2	22.5
地级市属　Hospitals of Prefecture Cities					
2022	347.9	128.0	78.5	36.8	22.6
2023	359.3	125.4	86.7	34.9	24.1
县级市属　Hospitals of County-level Cities					
2022	270.0	96.5	59.3	35.7	22.0
2023	277.1	96.2	65.4	34.7	23.6
县属　County Hospitals					
2022	236.4	85.3	54.8	36.1	23.2
2023	244.3	86.2	60.4	35.3	24.7

注：本表系政府办综合医院数据。
Note: Data in this table are of government-run general hospitals.

综合医院次均住院费用
Average Medical Expense per Inpatient in General Hospitals

年份 Year	次均住院费用 / 元 Medical Expense Per Inpatient/ Yuan			占住院费用百分比 As % of Inpatient Expense	
		药费 Drug	检查费 Examination	药费 Drug	检查费 Examination
合计　Total					
2022	11 707.9	2774.3	1260.9	23.7	10.8
2023	10 996.5	2411.7	1243.7	21.9	11.3
委属　Hospitals of the Commission					
2022	25 379.7	5880.9	2126.7	23.2	8.4
2023	23 705.3	4963.8	2072.0	20.9	8.7
省属　Provincial Hospitals					
2022	19 325.0	4595.4	1885.8	23.8	9.8
2023	18 124.1	3936.5	1853.8	21.7	10.2
地级市属　Hospitals of Prefecture Cities					
2022	13 174.1	3079.5	1485.3	23.4	11.3
2023	12 279.7	2662.8	1451.3	21.7	11.8
县级市属　Hospitals of County-level Cities					
2022	8577.4	2025.3	973.9	23.6	11.4
2023	7920.3	1744.8	957.6	22.0	12.1
县属　County Hospitals					
2022	6325.3	1564.3	747.0	24.7	11.8
2023	5869.8	1373.5	733.8	23.4	12.5

注: 本表系政府办综合医院数据。
Note: Data in this table are of government-run general hospitals.

15 岁及以上居民慢性病患病率

Prevalence Rates of Chronic Diseases in Residents Aged 15 or older

指标	合计 Total		城市 Urban		农村 Rural	
Indicator	2018	2023	2018	2023	2018	2023
慢性病患病率 /%	**34.3**	**36.1**	**33.5**	**35.2**	**35.2**	**37.0**
Morbidity Rates of Chronic Diseases/%						
男性　Male	33.6	36.1	33.6	36.2	33.6	35.9
女性　Female	34.9	36.1	33.4	34.2	36.8	38.2
年龄别慢性病患病率 /%						
Morbidity Rates of Chronic Diseases by Age Group/%						
15 ～ 24	3.7	2.2	3.5	2.1	3.9	2.2
25 ～ 34	7.1	4.8	6.2	4.4	8.3	5.3
35 ～ 44	15.1	11.5	12.9	10.3	18.0	13.2
45 ～ 54	31.3	27.5	29.1	26.0	33.3	29.1
55 ～ 64	48.4	45.2	48.1	44.8	48.7	45.5
65+	62.3	62.3	64.3	63.3	60.0	61.2

资料来源: 2018 年、2023 年全国卫生服务调查, 以下 3 表同。本表慢性病患病率为按病人数计算。
Source: National Health Services Survey in 2018 and 2023. The following 3 tables are from the same survey. The prevalence of chronic diseases in this table was calculated using the number of patients.

15 岁及以上居民疾病别慢性病患病率前十位（2018 年）
The Top Ten Prevalence Rates of Chronic Diseases in Residents Aged 15 or Older by Disease (2018)

顺序 Rank	合计 Total		城市 Urban		农村 Rural	
	疾病名称 Diseases	患病率 /‰ MR/‰	疾病名称 Diseases	患病率 /‰ MR/‰	疾病名称 Diseases	患病率 /‰ MR/‰
1	高血压 Hypertension	181.4	高血压 Hypertension	188.6	高血压 Hypertension	173.1
2	糖尿病 Diabetes Mellitus	53.1	糖尿病 Diabetes Mellitus	65.6	糖尿病 Diabetes Mellitus	38.8
3	椎间盘疾病 Intervertebral Disc Disorders	29.7	椎间盘疾病 Intervertebral Disc Disorders	23.1	椎间盘疾病 Intervertebral Disc Disorders	37.3
4	脑血管疾病 Cerebrovascular Disease	22.9	缺血性心脏病 Ischemic Heart Disease	21.2	脑血管疾病 Cerebrovascular Disease	26.7
5	胃肠炎 Gastroenteritis	20.0	脑血管疾病 Cerebrovascular Disease	19.5	胃肠炎 Gastroenteritis	23.8
6	缺血性心脏病 Ischemic Heart Disease	19.3	胃肠炎 Gastroenteritis	16.6	缺血性心脏病 Ischemic Heart Disease	17.2
7	慢性阻塞性肺疾病 COPD	12.5	慢性阻塞性肺疾病 COPD	10.5	类风湿关节炎 Rheumatoid Arthritis	15.3
8	类风湿关节炎 Rheumatoid Arthritis	11.6	类风湿关节炎 Rheumatoid Arthritis	8.3	慢性阻塞性肺疾病 COPD	14.8
9	胆石症和胆囊炎 Cholelithiasis and Cholecystitis	7.8	胆石症和胆囊炎 Cholelithiasis and Cholecystitis	6.7	胆石症和胆囊炎 Cholelithiasis and Cholecystitis	9.1
10	消化性溃疡 Peptic Ulcer	5.3	前列腺增生 Prostatic Hyperplasia	4.4	消化性溃疡 Peptic Ulcer	6.5

注：本表慢性病患病率为按病例数计算。

Note: The prevalence of chronic diseases in this table is calculated using the number of cases.

15 岁及以上居民疾病别慢性病患病率前十位（2023 年）
The Top Ten Prevalence Rates of Chronic Diseases in Residents Aged 15 or Older by Disease (2023)

顺序 Rank	合计　Total		城市　Urban		农村　Rural	
	疾病名称 Diseases	患病率 /‰ MR/‰	疾病名称 Diseases	患病率 /‰ MR/‰	疾病名称 Diseases	患病率 /‰ MR/‰
1	高血压 Hypertension	240.1	高血压 Hypertension	240.6	高血压 Hypertension	239.7
2	糖尿病 Diabetes Mellitus	75.7	糖尿病 Diabetes Mellitus	89.2	糖尿病 Diabetes Mellitus	61.0
3	脑血管疾病 Cerebrovascular Disease	19.5	缺血性心脏病 Ischemic Heart Disease	16.4	脑血管疾病 Cerebrovascular Disease	24.1
4	椎间盘疾病 Intervertebral Disc Disorders	17.8	脑血管疾病 Cerebrovascular Disease	15.2	椎间盘疾病 Intervertebral Disc Disorders	22.9
5	缺血性心脏病 Ischemic Heart Disease	16.4	椎间盘疾病 Intervertebral Disc Disorders	13.1	缺血性心脏病 Ischemic Heart Disease	16.3
6	胃肠炎 Gastroenteritis	12.0	胃肠炎 Gastroenteritis	9.7	胃肠炎 Gastroenteritis	14.4
7	慢性阻塞性肺疾病 COPD	11.3	慢性阻塞性肺疾病 COPD	9.4	慢性阻塞性肺疾病 COPD	13.4
8	类风湿关节炎 Rheumatoid Arthritis	7.3	类风湿关节炎 Rheumatoid Arthritis	5.2	类风湿关节炎 Rheumatoid Arthritis	9.6
9	胆石症和胆囊炎 Cholelithiasis and Cholecystitis	3.5	肾炎和肾变病 Nephritis and Nephrosis	3.1	胆石症和胆囊炎 Cholelithiasis and Cholecystitis	4.1
10	前列腺增生 Prostatic Hyperplasia	3.1	前列腺增生 Prostatic Hyperplasia	3.1	消化性溃疡 Peptic Ulcer	3.4

注：本表慢性病患病率为按病例数计算。
Note: The prevalence of chronic diseases in this table is calculated using the number of cases.

居民两周就诊情况
Statistics of Two-week Medical Consultation

指标 Indicator	合计 Total		城市 Urban		农村 Rural	
	2018	2023	2018	2023	2018	2023
两周就诊率 /% Two-week Medical Consultation Rate/%	24.0	17.7	23.2	17.5	24.8	18.0
男性 Male	21.9	16.1	21.5	15.9	22.4	16.4
女性 Female	26.0	19.3	24.9	19.0	27.2	19.6

资料来源: 2018 年、2023 年全国卫生服务调查。下表同。
Source: National Health Services Survey in 2013 and 2018. The same for the table below.

居民住院情况
Statistics of Residents Hospitalization

指标 Indicator	合计 Total		城市 Urban		农村 Rural	
	2018	2023	2018	2023	2018	2023
住院率 /% Hospitalization Rate/%	13.7	12.4	12.9	11.0	14.7	14.0
男性 Male	12.5	12.1	11.6	10.8	13.4	13.5
女性 Female	15.0	12.7	14.0	11.2	16.0	14.4

城市医院住院病人前十位疾病构成

Percentage of 10 Leading Diseases of Inpatients in City Hospitals

顺序 Rank	2022 疾病种类　Diseases （ICD-10）	构成 /% Percen- tage/%	2023 疾病种类　Diseases （ICD-10）	构成 /% Percen- tage/%
1	消化系统疾病 Diseases of the Digestive System	10.44	呼吸系统疾病 Diseases of the Respiratory System	12.79
2	呼吸系统疾病 Diseases of the Respiratory System	9.64	消化系统疾病 Diseases of the Digestive System	10.14
3	泌尿生殖系统疾病 Pregnancy, Childbirth and the Puerperium	6.69	泌尿生殖系统疾病 Pregnancy, Childbirth and the Puerperium	6.32
4	损伤、中毒和外因 Injury, Poisoning and External Causes	5.96	脑血管疾病 Cerebrovascular Disease	5.75
5	脑血管疾病 Cerebrovascular Disease	5.85	损伤、中毒和外因 Injury, Poisoning and External Causes	5.57
6	妊娠、分娩和产褥期病 Pregnancy, Childbirth and the Puerperium	5.45	缺血性心脏病 Ischemic Heart Disease	5.15
7	缺血性心脏病 Ischemic Heart Disease	5.02	恶性肿瘤 Malignant Tumors	4.57
8	恶性肿瘤 Malignant Tumors	4.84	肌肉骨骼系统和结缔组织疾病 Musculoskeletal System and Connective Tissue Diseases	4.45
9	肌肉骨骼系统和结缔组织疾病 Musculoskeletal System and Connective Tissue Diseases	4.30	妊娠、分娩和产褥期病 Pregnancy, Childbirth and the Puerperium	4.30
10	内分泌、营养和代谢疾病 Endocrine, Nutritional and Metabolic Diseases	3.61	内分泌、营养和代谢疾病 Endocrine, Nutritional and Metabolic Diseases	3.66
	十种疾病合计　Total	61.80		62.70

注：本表系政府办综合医院数据。

Note: Data in this table are of government-run general hospitals.

县级医院住院病人前十位疾病构成
Percentage of 10 Leading Diseases of Inpatients in County-level Hospitals

顺序 Rank	2022		2023	
	疾病种类　Diseases （ICD-10）	构成 /% Percen- tage/%	疾病种类　Diseases （ICD-10）	构成 /% Percen- tage/%
1	呼吸系统疾病 Diseases of the Respiratory System	15.98	呼吸系统疾病 Diseases of the Respiratory System	20.54
2	消化系统疾病 Diseases of the Digestive System	11.31	消化系统疾病 Diseases of the Digestive System	10.74
3	损伤、中毒和外因 Injury, Poisoning and External Causes	8.63	损伤、中毒和外因 Injury, Poisoning and External Causes	8.04
4	脑血管疾病 Cerebrovascular Disease	8.07	脑血管疾病 Cerebrovascular Disease	7.65
5	妊娠、分娩和产褥期病 Pregnancy, Childbirth and the Puerperium	7.04	泌尿生殖系统疾病 Diseases of the Genitourinary System	5.70
6	泌尿生殖系统疾病 Diseases of the Genitourinary System	6.25	妊娠、分娩和产褥期病 Pregnancy, Childbirth and the Puerperium	5.66
7	缺血性心脏病 Ischemic Heart Disease	4.73	缺血性心脏病 Ischemic Heart Disease	4.82
8	肌肉骨骼系统和结缔组织疾病 Musculoskeletal System and Connective Tissue Diseases	3.64	肌肉骨骼系统和结缔组织疾病 Musculoskeletal System and Connective Tissue Diseases	3.71
9	神经系统疾病 Nervous System Disease	3.30	内分泌、营养和代谢疾病 Endocrine, Nutritional and Metabolic Diseases	3.34
10	内分泌、营养和代谢疾病 Endocrine, Nutritional and Metabolic Diseases	3.27	神经系统疾病 Nervous System Disease	3.34
	十种疾病合计　**Total**	**72.22**		**73.54**

注：①本表系政府办综合医院数据；②县级医院包括县和县级市医院。
Note: ① Data in this table are of government-run general hospitals. ② County-level hospitals include county hospitals and hospitals of county-level cities.

四、基层卫生服务

Grass-roots Health Care Services

基层医疗卫生机构诊疗人次数
Number of Visits in Grass-roots Health Care Institutions

单位：亿人次

机构名称 Institution	2010	2015	2020	2022	2023
总计 Total	36.12	43.42	41.16	42.66	49.45
社区卫生服务中心 Community Health Centers	3.47	5.59	6.21	6.93	8.29
#政府办 　Government-run	3.22	4.64	5.12	5.58	6.84
社区卫生服务站 Community Health Stations	1.37	1.47	1.34	1.39	2.06
#政府办 　Government-run	0.43	0.33	0.24	0.20	0.25
街道卫生院 Sub-district Health Centers	0.27	0.08	0.12	0.16	0.18
乡镇卫生院 Township Health Centers	8.74	10.55	10.95	12.08	13.09
#政府办 　Government-run	8.62	10.46	10.84	11.99	12.93
村卫生室 Village Clinics	16.57	18.94	14.28	12.82	14.01
门诊部 Outpatient Departments	0.66	0.94	1.57	1.94	2.54
诊所（医务室） Clinics	5.03	5.85	6.70	7.35	9.27

61

2023 年各地区基层医疗卫生机构诊疗人次数
Number of Visits in Grass-roots Health Care Institutions by Region in 2023

单位：万人次

地 区 Region	诊疗量 合计 Total Visits	社区卫生 服务中心 Community Health Center	社区卫生 服务站 Community Health Station	乡镇 卫生院 Township Health Center	村卫生室 Village Clinic
总 计　Total	**494 486.1**	**82 909.0**	**20 634.0**	**130 896.5**	**140 050.4**
东 部　Eastern	244 641.9	57 253.7	12 290.1	52 006.0	62 837.1
中 部　Central	137 493.4	13 506.7	4575.0	42 876.0	47 444.7
西 部　Western	112 350.9	12 148.6	3769.0	36 014.5	29 768.6
北 京　Beijing	10 463.6	7244.6	1239.9		183.6
天 津　Tianjin	4480.5	1709.6	171.8	763.1	432.8
河 北　Hebei	29 517.3	1158.7	1099.5	5475.7	14 137.1
山 西　Shanxi	6066.8	545.5	504.0	1654.9	1843.6
内蒙古　Nei Mongol	4761.8	867.9	365.6	1123.7	1229.3
辽 宁　Liaoning	6754.2	1367.7	634.5	1218.5	1912.8
吉 林　Jilin	4364.1	660.2	42.9	799.3	1201.9
黑龙江　Heilongjiang	3946.2	877.6	34.5	678.8	1015.8
上 海　Shanghai	8960.8	7271.9			141.0
江 苏　Jiangsu	32 682.9	7736.0	1297.1	10 162.2	7159.1
浙 江　Zhejiang	40 062.5	11 907.8	438.9	11 013.6	5096.1
安 徽　Anhui	23 015.5	2344.0	1365.6	7691.9	6716.7
福 建　Fujian	16 657.7	3246.1	405.4	4172.3	4144.5
江 西　Jiangxi	14 509.4	606.9	376.5	4725.6	5889.5
山 东　Shandong	47 816.3	4781.3	2653.8	9548.9	20 126.2

62

地 区 Region	诊疗量 合计 Total Visits	社区卫生 服务中心 Community Health Center	社区卫生 服务站 Community Health Station	乡镇 卫生院 Township Health Center	村卫生室 Village Clinic
河 南 Henan	40 585.9	3402.8	1054.2	15 225.6	16 572.3
湖 北 Hubei	19 167.0	2146.5	621.6	5463.1	6490.8
湖 南 Hunan	25 838.5	2923.2	575.6	6636.9	7714.0
广 东 Guangdong	44 544.5	10 651.6	4089.8	8505.1	9077.3
广 西 Guangxi	12 087.5	1034.2	213.9	5160.0	2343.9
海 南 Hainan	2701.5	178.3	259.3	1146.7	426.6
重 庆 Chongqing	12 106.6	1678.4	244.9	2423.5	2855.9
四 川 Sichuan	30 880.9	3884.9	527.4	8760.7	7576.0
贵 州 Guizhou	10 802.9	1292.2	475.4	4066.2	3350.1
云 南 Yunnan	16 876.4	971.6	357.4	6569.5	5469.1
西 藏 Xizang	761.9	31.0	5.0	327.2	99.4
陕 西 Shaanxi	9023.0	821.4	405.4	2245.7	2968.7
甘 肃 Gansu	5090.7	503.4	310.6	1420.1	1432.0
青 海 Qinghai	1307.5	107.6	155.7	327.7	393.6
宁 夏 Ningxia	2272.2	234.8	377.5	698.6	414.4
新 疆 Xinjiang	6379.6	721.2	330.1	2891.6	1636.3

基层医疗卫生机构入院人次数
Number of Inpatients in Grass-roots Health Care Institutions

单位：万人次

机构名称 Institution	2010	2015	2020	2022	2023
总计　Total	3949.9	4036.6	3707.5	3619.1	4545.1
社区卫生服务中心 Community Health Centers	218.1	305.5	292.7	333.8	480.4
#政府办 Government-run	182.7	242.0	238.0	279.9	405.5
社区卫生服务站 Community Health Stations	43.5	16.5	6.6	4.7	7.1
#政府办 Government-run	11.9	4.1	2.5	1.6	1.9
街道卫生院 Sub-district Health Centers	46.6	17.8	18.4	18.7	39.6
乡镇卫生院 Township Health Centers	3630.4	3676.1	3383.3	3239.0	3992.1
#政府办 Government-run	3595.4	3647.0	3338.0	3216.8	3937.5
门诊部 Outpatient Departments	11.3	20.4	6.4	22.8	25.9

2023 年各地区基层医疗卫生机构入院人次数
Number of Inpatients in Grass-roots Health Care Institutions
by Region in 2023

单位：万人次

地 区 Region	入院人次数合计 Total Inpatients	社区卫生 服务中心 Community Health Centers	乡镇 卫生院 Township Health Centers
总 计 **Total**	**4545.1**	**480.4**	**3992.1**
东 部 Eastern	1162.3	152.7	982.5
中 部 Central	1480.2	138.5	1314.9
西 部 Western	1902.6	189.2	1694.7
北 京 Beijing	2.4	2.4	
天 津 Tianjin	1.9	0.3	1.5
河 北 Hebei	128.1	6.5	117.1
山 西 Shanxi	29.6	3.3	24.5
内蒙古 Nei Mongol	36.0	3.3	32.0
辽 宁 Liaoning	32.9	3.7	28.8
吉 林 Jilin	11.2	1.7	9.5
黑龙江 Heilongjiang	38.2	4.5	31.5
上 海 Shanghai	5.5	5.5	
江 苏 Jiangsu	258.2	46.1	208.5
浙 江 Zhejiang	54.8	16.4	37.8
安 徽 Anhui	148.4	11.6	130.7
福 建 Fujian	75.0	7.1	67.9
江 西 Jiangxi	160.1	4.6	152.5
山 东 Shandong	394.5	50.5	329.3

续表
Continued

地 区 Region	入院人次数合计 Total Inpatients	社区卫生 服务中心 Community Health Centers	乡镇 卫生院 Township Health Centers
河 南　Henan	354.8	34.7	316.0
湖 北　Hubei	330.1	37.4	291.1
湖 南　Hunan	407.9	40.6	359.1
广 东　Guangdong	200.0	13.4	185.2
广 西　Guangxi	377.9	10.8	367.1
海 南　Hainan	9.0	0.6	6.3
重 庆　Chongqing	224.2	45.5	177.8
四 川　Sichuan	551.5	69.3	479.2
贵 州　Guizhou	219.8	30.2	183.3
云 南　Yunnan	197.2	14.1	179.6
西 藏　Xizang	0.8		0.4
陕 西　Shaanxi	83.4	7.1	75.9
甘 肃　Gansu	86.8	5.5	80.1
青 海　Qinghai	10.2	1.0	7.8
宁 夏　Ningxia	5.8	0.2	5.6
新 疆　Xinjiang	108.9	2.3	105.8

社区卫生服务中心（站）工作量
Workload of Community Health Centers (Stations)

年份 Year	社区卫生服务中心 Community Health Center				社区卫生服务站 诊疗人次数 / 万人次 Visits in Community Health Station/ 10 000
	诊疗人次数 / 万人次 Visits/ 10 000	入院人次数 / 万人次 Inpatients/ 10 000	病床 使用率 /% Occupancy Rate/%	平均 住院日 / 天 Average Lengths of Stay/Days	
2010	34 740.4	218.1	56.1	10.4	13 711.1
2015	55 902.6	305.5	54.7	9.8	14 742.5
2020	62 068.4	292.7	42.8	10.3	13 403.7
2022	69 330.3	333.8	41.1	9.9	13 919.9
2023	82 909.0	480.4	50.2	8.7	20 634.0

社区卫生服务中心病人医药费用
Average Medical Expense per Capita in Community Health Centers

指标 Indicator	2010	2015	2020	2022	2023
次均门诊费用 / 元 Average Medical Expense per Outpatient Visit/Yuan	82.8	97.7	165.9	180.1	190.3
# 药费　Drug	58.7	67.3	124.9	135.1	141.5
药费占比 /% Drug %	70.9	68.9	75.3	75.0	74.3
次均住院费用 / 元 Average Medical Expense per Inpatient/Yuan	2357.6	2760.6	3560.3	3494.4	3333.2
# 药费　Drug	1162.4	1189.7	1126.7	1026.9	965.5
药费占比 /% Drug %	49.3	43.1	31.6	29.4	29.0

乡镇卫生院工作量
Workload of Township Health Centers

年份 Year	诊疗人次数 / 亿人次 Visits/ 100 Million	入院人次数 / 万人次 Inpatients/ 10 000	病床周转 次数 / 次 Turnovers of Beds/ Times	病床 使用率/% Occupancy Rate/%	平均住 院日 / 天 Average Lengths of Stay/Days
2010	8.7	3630	38.4	59.0	5.2
2015	10.6	3676	32.0	59.9	6.4
2020	11.0	3383	25.6	50.4	6.6
2022	12.1	3239	23.8	46.9	6.5
2023	13.1	3992	28.4	53.3	6.4

乡镇卫生院病人医药费用
Average Medical Expense per Capita in Township Health Centers

指标 Indicator	2010	2015	2020	2022	2023
次均门诊费用 / 元 Average Medical Expense per Outpatient Visit/Yuan	47.5	60.1	84.7	92.2	94.4
#药费　Drug	28.7	32.6	51.8	56.4	58.2
药费占比 /% Drug %	60.4	54.2	61.2	61.2	61.7
次均住院费用 / 元 Average Medical Expense per Inpatient/Yuan	1004.6	1487.4	2083.0	2214.8	2175.6
#药费　Drug	531.1	675.4	731.2	726.3	690.4
药费占比 /% Drug %	52.9	45.4	35.1	32.8	31.7

各地区社区卫生服务中心（站）和乡镇卫生院
总诊疗人次数占医疗卫生机构总诊疗人次数的比重

Visits of Community and Township Health Centers
as % of Visits by Region

单位：%

地　区 Region		2022	2023	地　区 Region		2022	2023
总　计	**Total**	**24.2**	**24.5**	江　西	Jiangxi	22.5	22.3
东　部	Eastern	24.8	25.4	山　东	Shandong	22.5	21.7
中　部	Central	24.4	24.6	河　南	Henan	27.1	28.8
西　部	Western	23.0	22.7	湖　北	Hubei	21.8	22.4
				湖　南	Hunan	27.1	25.1
北　京	Beijing	29.6	30.8	广　东	Guangdong	24.0	25.7
天　津	Tianjin	23.6	22.3	广　西	Guangxi	25.1	24.4
河　北	Hebei	13.5	15.3	海　南	Hainan	28.2	28.8
山　西	Shanxi	18.1	18.5	重　庆	Chongqing	20.1	20.2
内蒙古	Nei Mongol	18.8	19.9	四　川	Sichuan	23.2	22.3
辽　宁	Liaoning	13.9	16.6	贵　州	Guizhou	28.6	27.9
吉　林	Jilin	13.0	13.3	云　南	Yunnan	26.4	24.9
黑龙江	Heilongjiang	12.4	13.3	西　藏	Xizang	25.4	23.1
上　海	Shanghai	25.0	28.0	陕　西	Shaanxi	15.0	16.0
江　苏	Jiangsu	29.7	29.9	甘　肃	Gansu	17.9	18.5
浙　江	Zhejiang	30.7	31.0	青　海	Qinghai	20.4	20.5
安　徽	Anhui	29.0	29.3	宁　夏	Ningxia	24.7	25.8
福　建	Fujian	25.3	26.9	新　疆	Xinjiang	24.6	27.6

各地区基层医疗卫生机构病床使用率（2023 年）
Bed Occupancy Rate of Grass-roots Health Care Institution by Region (2023)

单位：%

地 区 Region	社区卫生 服务中心 Community Health Centers	乡镇 卫生院 Township Health Centers	地 区 Region	社区卫生 服务中心 Community Health Centers	乡镇 卫生院 Township Health Centers
总 计 Total	**50.2**	**53.3**	江 西 Jiangxi	33.3	43.8
东 部 Eastern	49.1	48.3	山 东 Shandong	55.3	64.1
中 部 Central	43.4	50.1	河 南 Henan	45.3	51.8
西 部 Western	59.4	60.9	湖 北 Hubei	57.9	66.3
			湖 南 Hunan	49.9	60.9
北 京 Beijing	28.6		广 东 Guangdong	43.5	48.8
天 津 Tianjin	15.6	11.7	广 西 Guangxi	59.3	62.4
河 北 Hebei	31.5	31.2	海 南 Hainan	14.6	25.1
山 西 Shanxi	29.9	21.6	重 庆 Chongqing	70.7	71.5
内蒙古 Nei Mongol	20.3	26.4	四 川 Sichuan	70.5	73.3
辽 宁 Liaoning	20.9	27.4	贵 州 Guizhou	66.1	72.1
吉 林 Jilin	20.5	23.6	云 南 Yunnan	51.0	49.3
黑龙江 Heilongjiang	18.9	27.9	西 藏 Xizang	11.8	9.3
上 海 Shanghai	74.3		陕 西 Shaanxi	36.3	40.7
江 苏 Jiangsu	50.1	60.0	甘 肃 Gansu	51.1	53.5
浙 江 Zhejiang	56.4	51.1	青 海 Qinghai	42.4	37.2
安 徽 Anhui	34.5	39.9	宁 夏 Ningxia	13.8	35.4
福 建 Fujian	34.5	37.2	新 疆 Xinjiang	28.9	62.0

县级医院医疗服务情况
Statistics of Health Services in County-level Hospitals

指标 Indicator	2010	2015	2020	2022	2023
县医院 **County Hospital**					
机构数 / 个 Hospitals	6400	8919	11 322	11 639	12 051
床位数 / 万张 Beds/10 000	84.6	146.2	194.2	211.8	221.6
人员数 / 万人 Personnel/10 000	97.6	145.6	189.7	206.3	216.7
诊疗人次数 / 万人次 Visits/10 000	42 137.1	64 486.3	72 927.9	83 744.5	89 152.7
入院人次数 / 万人次 Inpatients/10 000	2945.0	4999.0	5461.9	5595.2	6621.6
县级市医院 **Hospital of County-level City**					
机构数 / 个 Hospitals	3221	4155	5482	5916	6082
床位数 / 万张 Beds/10 000	48.3	74.2	102.8	113.4	116.7
人员数 / 万人 Personnel/10 000	59.1	81.6	108.6	119.2	122.7
诊疗人次数 / 万人次 Visits/10 000	26 398.3	38 603.9	43 255.0	51 051.4	54 830.6
入院人次数 / 万人次 Inpatients/10 000	1451.4	2295.4	2603.0	2850.3	3388.4

县级妇幼保健机构医疗服务情况
Statistics of Health Services in County-level MCH Institutions

指标 Indicator	2010	2015	2020	2022	2023
县妇幼保健机构 **County MCH Institution**					
机构数 / 个 Institutions	1586	1566	1470	1440	1443
床位数 / 张 Beds	53 826	74 303	88 464	96 286	101 357
人员数 / 人 Personnel	86 307	115 909	164 983	179 415	185 745
诊疗人次数 / 万人次 Visits/10 000	4475.7	6313.6	7402.3	8014.8	8151.1
入院人次数 / 万人次 Inpatients/10 000	231.9	281.1	259.9	250.3	291.4
县级市妇幼保健机构 **MCH Institution of County-level Cities**					
机构数 / 个 Institutions	397	392	417	426	426
床位数 / 张 Beds	22 506	31 381	40 612	44 532	45 799
人员数 / 人 Personnel	40 406	56 337	80 732	89 258	90 608
诊疗人次数 / 万人次 Visits/10 000	2510.1	3783.2	4269.4	4678.5	4734.5
入院人次数 / 万人次 Inpatients/10 000	103.8	137.2	139.3	140.4	160.2

五、中医药服务

Traditional Chinese Medicine Services

中医类医疗机构诊疗量

Number of Visits in TCM Institutions

机构名称 Institution	2010	2015	2020	2022	2023
中医类诊疗总量／万人次 **Total Visits in TCM Institutions/10 000**	**61 264.1**	**90 912.5**	**105 764.1**	**122 504.6**	**153 500.8**
中医类医院 Hospitals Specialized in TCM	36 026.5	54 870.9	59 699.2	69 181.1	78 633.2
中医医院 TCM Hospitals	32 770.2	48 502.6	51 847.8	59 937.2	67 867.5
中西医结合医院 Hospitals of Integrated Chinese and Western Medicine	2702.6	5401.4	6542.4	7717.2	9183.1
民族医医院 Hospitals of Traditional Ethnic Medicine	553.8	966.8	1309.1	1526.7	1582.6
中医类门诊部 Outpatient Departments Specialized in TCM	975.9	1761.9	3113.6	3508.4	4532.7
中医门诊部 TCM Outpatient Departments	808.9	1567.4	2741.0	3128.5	4001.3
中西医结合门诊部 Outpatient Departments of Integrated Chinese and Western Medicine	164.6	192.1	368.2	374.2	516.6
民族医门诊部 Outpatient Departments of Traditional Ethnic Medicine	2.4	2.4	4.4	5.6	14.9
中医类诊所 Clinics Specialized in TCM	9178.3	11 781.4	15 738.2	17 704.5	22 709.6
中医诊所 TCM Clinics	6796.1	9215.8	12 808.7	14 602.1	18 722.8
中西医结合诊所 Clinics of Integrated Chinese and Western Medicine	2283.8	2446.7	2816.8	2999.8	3858.3
民族医诊所 Clinics of Traditional Ethnic Medicine	98.3	118.8	112.7	102.6	128.5
非中医类机构中医类临床科室 * Clinical Department of TCM in Non-TCM Medical Institutions	15 083.4	22 498.3	27 213.2	32 110.7	47 625.3
中医类诊疗量占总诊疗量（不含村卫生室）的百分比 **Visits in TCM Institutions as % of Total Visits**	**14.7**	**15.7**	**16.8**	**17.2**	**18.8**

注：* 包括中医科各专业、中西医结合科、民族医学科。以下 3 表同。

Note:*Include department of TCM, integrated medicine, and traditional ethnic medicine.The same for the following 3 tables.

非中医类医疗机构中医类临床科室诊疗人次数
Number of Visits in TCM Clinical Department in non-TCM Institutions

机构名称 Institution	2010	2015	2020	2022	2023
诊疗量 / 万人次	**15 083.4**	**22 498.3**	**27 213.2**	**32 110.7**	**47 625.3**
Outpatient and Emergency Visits/10 000					
综合医院	8089.2	10 069.2	9542.6	10 106.8	11 956.4
General Hospitals					
专科医院	390.2	563.5	742.9	843.8	1114.1
Specialized Hospitals					
社区卫生服务中心（站）	2512.9	5571.7	7299.2	8526.0	15 225.2
Community Health Centers（Stations）					
乡镇卫生院	3419.5	5662.9	8592.7	10 904.3	15 808.5
Township Health Centers					
其他机构	671.6	631.1	1035.9	1729.8	3521.1
Others					

占同类机构诊疗量的百分比
As % of Visits in the Same Type of Institutions

	2010	2015	2020	2022	2023
综合医院	5.4	4.5	4.0	3.7	4.0
General Hospitals					
专科医院	2.3	2.0	2.2	2.1	2.3
Specialized Hospitals					
社区卫生服务中心（站）	8.9	7.9	9.7	10.2	14.7
Community Health Centers（Stations）					
乡镇卫生院	3.9	5.4	7.8	9.0	12.1
Township Health Centers					
其他机构	1.0	0.7	0.9	0.9	1.5
Others					

中医类医疗机构出院人数
Number of Inpatients in TCM Institutions

机构名称　Institution	2010	2015	2020	2022	2023
中医类总出院人数／万人 **Total Inpatients in TCM Institutions/10 000**	**1447.2**	**2691.5**	**3504.2**	**3861.3**	**4981.0**
中医类医院 Hospitals Specialized in TCM	1275.7	2349.3	2907.1	3178.9	4023.1
中医医院 　TCM Hospitals	1160.1	2091.5	2552.2	2782.8	3501.4
中西医结合医院 　Hospitals of Integrated Chinese 　and Western Medicine	91.3	202.0	276.0	318.9	419.6
民族医医院 　Hospitals of Traditional Ethnic Medicine	24.3	55.8	78.9	77.2	102.1
中医类门诊部 Outpatient Departments Specialized in TCM	0.2	1.9	0.3	0.4	1.1
中医门诊部 　TCM Outpatient Departments	0.2	1.6	0.2	0.1	0.5
中西医结合门诊部 　Outpatient Departments of Integrated 　Chinese and Western Medicine	—	—	—	0.2	0.4
民族医门诊部 　Outpatient Departments of Traditional 　Ethnic Medicine	—	—	—	0.1	0.2
非中医类医疗机构中医类临床科室 Clinical Department of TCM in Non- TCM Medical Institutions	171.3	340.2	596.8	681.5	956.9
中医类出院人数占总出院人数的百分比 Inpatients in TCM Institutions as % of Total Inpatients	10.3	12.9	15.2	15.8	16.5

77

非中医类医疗机构中医类临床科室出院人数
Number of Inpatients in TCM Clinical Department in non-TCM Institutions

机构名称　Institution	2010	2015	2020	2022	2023
出院人数／万人 **Number of Inpatients/10 000**	**171.3**	**340.2**	**596.8**	**681.5**	**956.9**
综合医院 General Hospitals	112.9	195.5	284.4	325.8	436.0
专科医院 Specialized Hospitals	12.5	22.1	38.4	40.1	54.6
社区卫生服务中心（站） Community Health Centers（Stations）	4.3	12.1	22.1	30.4	49.4
乡镇卫生院 Township Health Centers	40.5	108.7	245.6	275.8	391.8
其他机构 Others	1.2	1.9	6.4	9.8	25.1
占同类机构出院人数的百分比 **As % of Inpatients in the Same Type of Institutions**					
综合医院 General Hospitals	1.5	1.6	2.1	2.2	2.5
专科医院 Specialized Hospitals	1.7	1.6	2.1	1.9	2.1
社区卫生服务中心（站） Community Health Centers（Stations）	4.3	3.8	7.4	9.1	10.2
乡镇卫生院 Township Health Centers	1.1	3.0	7.3	8.6	9.8
其他机构 Others	0.2	0.2	0.6	0.9	2.0

公立中医医院病人医药费用

Medical Expense of Patients in Public TCM Hospitals

单位：元

年份 Year	次均门诊费用 Medical Expense per Visit	药费 Drug	次均住院费用 Medical Expense per Inpatient	药费 Drug
中医医院				
TCM Hospitals				
2010	137.1	82.2	4899.3	2238.0
2015	208.3	122.6	6715.9	2564.5
2020	284.4	151.5	8450.5	2277.2
2022	299.0	154.3	8617.5	2190.9
2023	316.1	163.3	8102.3	1987.0
# 三级医院				
Third-level Hospitals				
2010	185.6	119.7	8842.5	3960.2
2015	254.3	158.9	10 056.9	3851.0
2020	342.3	189.6	11 581.6	3088.9
2022	346.0	185.5	10 903.3	2736.6
2023	357.4	190.4	9780.5	2351.4
二级医院				
Second-level Hospitals				
2010	116.2	65.2	3660.3	1796.2
2015	163.3	86.2	4653.0	1770.5
2020	218.9	107.7	5877.0	1607.4
2022	233.3	109.9	5995.2	1564.5
2023	243.3	114.8	5639.6	1450.2

六、药品供应保障

Drug Supply and Support

药品费用

Expenditure on Drugs

指标　Indicator	2010	2015	2020	2021	2022
药品总费用 / 亿元 **Total Expenditure on Drugs/100 Million Yuan**	**8835.9**	**16 166.3**	**20 699.9**	**20 395.6**	**21 275.8**
医疗机构药品费用 Expenditure on Drugs of Health Institutions	6324.3	10 739.9	12 863.2	14 091.2	14 151.8
门诊药品费用 Expenditure on Drugs for Outpatient Care	3270.3	5065.8	7093.9	7848.6	8303.0
住院药品费用 Expenditure on Drugs for Inpatient Care	3054.0	5674.1	5769.3	6242.6	5848.8
零售药品费用 Retailed Drug Expenditures	2511.6	5426.4	7836.7	6304.4	7124.0
人均药品费用 / 元 **Drug Expenditure per Capital/Yuan**	**658.9**	**1168.7**	**1466.2**	**1444.7**	**1507.0**
药品费用占卫生总费用的比例 /% **Drug Expenditure as % of Total Health Expenditure**	**41.6**	**37.2**	**31.0**	**28.7**	**26.9**

资料来源：卫生总费用核算。
Source: Total health expenditure caculations.

医药工业主营业务收入
Main Business Income of Pharmaceutical Industry

单位：亿元

指标　Indicator	2010	2015	2020	2022	2023
总计 Total	12 073	26 885	27 960	33 179	29 109
化学原料药 Chemical Raw Medicines	2438	4614	3945	5020	4277
化学制剂 Chemicals	3428	6816	8357	8284	7517
中药饮片 Traditional Chinese Medicine Decoction Pieces	634	1700	1782	2229	2173
中成药 Traditional Chinese Patent Medicines	2474	6167	4414	5314	4922
生物生化制品 Biomedical Products	1261	3164	2796	4056	3458
卫生材料 Hygienic Materials	623	1859	2687	2859	1712
制药器械 Pharmaceutical Equipments	73	182	198	338	365
医疗器械 Medical Devices	1141	2382	3782	5079	4685

资料来源：《中国医药统计年报》。

Source: *Annual Report on Pharmaceutical Statistics of China.*

医药工业利润
Profits of Pharmaceutical Industry

单位：亿元

指标　Indicator	2010	2015	2020	2022	2023
总计 **Total**	**1407**	**2768**	**4123**	**5102**	**4081**
化学原料药 Chemical Raw Medicines	236	351	525	667	561
化学制剂 Chemicals	424	817	1102	1253	1233
中药饮片 Traditional Chinese Medicine Decoction Pieces	56	124	125	171	168
中成药 Traditional Chinese Patent Medicines	310	668	619	778	756
生物生化制品 Biomedical Products	187	387	610	909	471
卫生材料 Hygienic Materials	62	170	429	365	179
制药器械 Pharmaceutical Equipment	7	19	13	39	33
医疗器械 Medical Devices	125	233	700	920	680

资料来源：《中国医药统计年报》。

Source: *Annual Report on Pharmaceutical Statistics of China.*

药品生产经营企业数

Number of Drug Manufacturing and Trading Enterprises

指标　Indicator	2010	2015	2020	2021	2022	2023
药品生产企业数（原料药和制剂）/ 个 Drug Manufacturing Enterprises	4678	5065	4460	4733	5228	5652
药品经营企业数 / 万个 Drug Trading Enterprises/10 000	41.5	46.7	57.3	61.0	64.4	68.9
药品批发企业数 / 万个 Wholesale Enterprises of Drugs/10 000	1.3	1.4	1.3	1.3	1.4	1.5
药品零售企业数 / 万个 Retail Enterprises of Drugs/10 000	40.1	45.3	56.0	59.6	63.0	67.4
零售连锁企业数 / 个 　Retail Chain Enterprises	2310	4981	6298	6596	6650	6725
零售连锁企业门店数 / 万个 　Retail Chain Stores/10 000	13.7	20.5	31.3	33.7	36.0	38.6
零售单体药店数 / 万个 　Retail Monomer Drugstores/10 000	26.2	24.3	24.1	25.2	26.3	28.1

资料来源: 国家药品监督管理局统计公报。

Source: Statistical Report on National Food and Drug Administration.

七、基本医疗保障

Basic Medical Security

城乡居民基本医保情况
Statistics of Basic Medical Insurance of Urban and Rural Residents

指标　Indicator	2019	2020	2021	2022	2023
参保人数 / 万人 Enrollees/10 000	102 483	101 676	100 866	98 349	96 293
基金收入 / 亿元 Annual Fund Raised /100 Million Yuan	8575.5	9114.5	9724.5	10 129.0	10 474.6
基金支出 / 亿元 Annual Fund Payout /100 Million Yuan	8191.0	8165.1	9296.4	9353.4	10 422.5
累计结存 / 亿元 Cumulative Balance /100 Million Yuan	5142.5	6076.5	6716.6	7534.1	7663.7
人均筹资 / 元 Per Capital Premium /Yuan	781	833	889	802	1021
政府补助 　Government subsidies	546	559	585	473	653
个人筹资 　Individual financing	235	274	304	329	368

资料来源:《中国统计年鉴》《中国医疗保障统计年鉴》、医改监测数据。
Source: *China Statisitcal Yearbook, China Healthcare Security Statistical Yearbook*, Medical Reform Monitoring.

城镇职工基本医疗保险情况

Statistics of Basic Medical Insurance of Urban Employees

指标　Indicator	2010	2015	2020	2021	2022	2023
参保人数 / 万人 Enrollees/10 000	23 735	28 893	34 455	35 422	36 242	37 094
在职职工 Employees	17 791	21 362	25 429	26 099	26 607	—
退休人员 Retirees	5944	7531	9026	9323	9636	—
基金收入 / 亿元 Revenue/100 Million Yuan	3955.4	9083.5	15 731.6	18 968.0	20 637.2	22 880.6
基金支出 / 亿元 Payout/100 Million Yuan	3271.6	7531.5	12 867.0	14 863.0	15 158.3	17 717.8
累计结存 / 亿元 Balance at Year-end/100 Million Yuan	4741.2	10 997.1	25 423.5	29 409.2	35 003.8	26 405.9

资料来源：《医疗保障事业发展统计快报》。
Source: *Statistical Bulletin of Medical Insurance Development* .

居民社会医疗保险构成
Components of Social Medical Insurance

单位：%

项目 Item	合计 Total		城市 Urban		农村 Rural	
	2018	2023	2018	2023	2018	2023
城镇职工基本医保 UEBMI	23.4	26.6	38.8	42.5	6.6	9.6
城乡居民基本医保 The Urban Resident Basic Medical Insurance	73.3	70.3	57.1	54.0	91.1	87.7
其他社会医保 Social Medical Insurance	0.4	1.1	0.7	1.3	0.1	0.9
无医保 No Medical Insurance	2.9	2.0	3.5	2.3	2.3	1.8
城乡居民合作医疗 URRCMS	15.8	—	13.6	—	17.9	—
其他社会医保 Social Medical Insurance	0.5	0.4	0.9	0.7	0.1	0.1
无医保 No Medical Insurance	4.4	2.9	6.4	3.5	2.6	2.3

资料来源：2018 年、2023 年全国卫生服务统计调查。
Source: National Health Services Survey in 2018 and 2023.

城乡医疗救助情况
Statistics of Medical Aid in Urban and Rural Areas

指标 Indicator	2010	2015	2019	2020	2021
医疗救助人次／万次 Beneficiaries of Medical Aid/10 000	7556	8406	7050	8404	9669
医疗救助支出／亿元 Payments of Medical Aid/100 Million Yuan	133	250	334	547	485

注：本表系政府医疗救助数据（不含社会医疗救助）。2018 年后医疗救助人次系直接救助人次。
Note: Figures of this table are of government medical aid, social medical aids are excluded. Since 2018, the beneficiaries of medical aid count those who receive direct aid.

八、卫生资源

Health Resources

卫生总费用
Total Health Expenditure (THE)

指标　Indictor	2010	2015	2020	2022	2023
卫生总费用 / 亿元 **Total Health Expenditure /100 Million Yuan**	**19 980.4**	**40 974.6**	**72 175.0**	**85 327.5**	**90 575.8**
政府卫生支出 Government Health Expenditure	5732.5	12 475.3	21 941.9	24 040.9	24 147.9
社会卫生支出 Social Health Expenditure	7196.6	16 506.7	30 273.7	38 345.7	41 676.8
个人卫生现金支出 Out-of-Pocket Health Expenditure	7051.3	11 992.7	19 959.4	22 940.9	24 751.1
卫生总费用构成 /% **Proportion of Total Health Expenditure**	**100.0**	**100.0**	**100.0**	**100.0**	**100.0**
政府卫生支出 Government Health Expenditure	28.7	30.5	30.4	28.2	26.7
社会卫生支出 Social Health Expenditure	36.0	40.3	41.9	44.9	46.0
个人卫生现金支出 Out-of-Pocket Health Expenditure	35.3	29.3	27.7	26.9	27.3
卫生总费用占 GDP 百分比 **THE as % of GDP**	**4.85**	**5.95**	**7.12**	**7.08**	**7.19**
人均卫生费用 / 元 **Per Capita THE/Yuan**	**1490.1**	**2962.2**	**5111.1**	**6044.1**	**6425.3**
城市　Urban	2315.5	3946.7	—	—	—
农村　Rural	666.3	1639.5	—	—	—
卫生消费弹性系数 **Health Elasticity Coefficient**	**0.62**	**2.28**	**4.05**	**2.87**	**1.29**

注：①本表系卫生总费用核算数，2023 年系初步核算数；②按当年价格计算。

Note: ① Figures for total health expenditure are estimates, figures for that of 2023 are preliminary calculation; ② Expenditures are calculated at current prices.

各地区卫生总费用（2022 年）

Total Health Expenditure by Region (2022)

地 区 Region		卫生 总费用 / 亿元 Total Health Expenditure/ 100 Million Yuan	构成 Composition			卫生总 费用占 地区生 产总值 的百分比 THE as % of Gross Regional Product	人均 卫生 费用 / 元 Per Capita THE/ Yuan
			政府 卫生 支出 Govern- ment Health Expen- diture	社会 卫生 支出 Social Health Expen- diture	个人卫生 现金支出 Out-of- pocket Health Expen- diture		
总 计	**Total**	**85 327.5**	**28.2**	**44.9**	**26.9**	**7.1**	**6044.1**
北 京	Beijing	3649.4	25.8	60.7	13.6	8.8	16 707.3
天 津	Tianjin	1110.2	17.7	56.1	26.1	6.8	8145.3
河 北	Hebei	3607.1	27.1	44.3	28.6	8.5	4861.3
山 西	Shanxi	1705.6	30.4	40.6	28.9	6.7	4899.3
内蒙古	Nei Mongol	1484.6	31.0	40.4	28.6	6.4	6182.8
辽 宁	Liaoning	2056.5	23.5	47.9	28.6	7.1	4899.8
吉 林	Jilin	1237.8	33.2	38.9	27.9	9.5	5272.3
黑龙江	Heilongjiang	1826.9	25.1	46.0	28.9	11.5	5895.3
上 海	Shanghai	4005.3	34.7	51.4	13.9	9.0	16 177.2
江 苏	Jiangsu	6548.7	23.2	53.4	23.4	5.3	7690.7
浙 江	Zhejiang	5095.5	25.9	51.6	22.5	6.6	7747.4
安 徽	Anhui	2813.7	29.8	41.7	28.5	6.2	4592.2
福 建	Fujian	2262.1	28.4	46.8	24.8	4.3	5401.5
江 西	Jiangxi	2011.9	36.6	35.8	27.6	6.3	4443.3
山 东	Shandong	5802.7	22.0	50.7	27.4	6.6	5709.8

地 区 Region		卫生 总费用 / 亿元 Total Health Expenditure/ 100 Million Yuan	构成 Composition			卫生 总费用 占地区 生产 总值的 百分比 THE as % of Gross Regional Product	人均 卫生 费用 / 元 Per Capita THE/ Yuan
			政府 卫生 支出 Govern- ment Health Expen- diture	社会 卫生 支出 Social Health Expen- diture	个人卫生 现金支出 Out-of- pocket Health Expen- diture		
河 南	Henan	4457.0	26.9	43.9	29.1	7.3	4514.8
湖 北	Hubei	3383.8	25.5	47.0	27.5	6.3	5790.2
湖 南	Hunan	3379.2	24.6	48.2	27.2	6.9	5116.9
广 东	Guangdong	8888.0	24.6	50.5	24.9	6.9	7022.3
广 西	Guangxi	2081.8	31.6	41.0	27.4	7.9	4124.9
海 南	Hainan	585.9	45.6	34.0	20.5	8.6	5705.3
重 庆	Chongqing	1876.2	27.0	46.0	27.0	6.4	5838.8
四 川	Sichuan	4690.6	26.5	46.5	26.9	8.3	5601.4
贵 州	Guizhou	1584.8	38.6	37.3	24.1	7.9	4110.1
云 南	Yunnan	2195.7	34.7	38.4	26.9	7.6	4678.7
西 藏	Xizang	276.5	71.0	20.4	8.5	13.0	7595.6
陕 西	Shaanxi	2408.4	28.7	42.9	28.5	7.3	6087.9
甘 肃	Gansu	1127.1	37.1	35.0	27.9	10.1	4522.2
青 海	Qinghai	398.8	46.2	32.7	21.1	11.0	6702.6
宁 夏	Ningxia	453.5	32.6	42.6	24.8	8.9	6229.8
新 疆	Xinjiang	1724.1	37.1	41.0	21.9	9.7	6664.3

医疗卫生机构数

Number of Health Care Institutions

单位：个

机构名称　Institution	2010	2015	2020	2022	2023
总计 **Total**	**936 927**	**983 528**	**1 022 922**	**1 032 918**	**1 070 785**
医院 Hospitals	20 918	27 587	35 394	36 976	38 355
基层医疗卫生机构 Grass-roots Health Care Institutions	901 709	920 770	970 036	979 768	1 016 238
专业公共卫生机构 Specialized Public Health Institutions	11 835	31 927	14 492	12 436	12 121
其他机构 Other Health Care Institutions	2465	3244	3000	3738	4071
总计中：					
非公医疗卫生机构 **Non-public Health Care Institutions**	**447 995**	**439 862**	**484 155**	**502 162**	**525 821**
#医院 Hospitals	7068	14 518	23 524	25 230	26 583
基层医疗卫生机构 Grass-roots Health Care Institutions	440 782	424 784	459 147	474 535	496 368

各地区医疗卫生机构数（2023 年）
Number of Health Care Institutions by Region (2023)

单位：个

地 区 Region		合计 Total	医院 Hospitals	基层医疗 卫生机构 Grass-roots Health Care Institutions	专业公共 卫生机构 Specialized Public Health Institutions	其他机构 Others
总 计	**Total**	**1 070 785**	**38 355**	**1 016 238**	**12 121**	**4071**
东 部	Eastern	416 543	15 102	395 137	4007	2297
中 部	Central	338 050	11 548	321 634	3902	966
西 部	Western	316 192	11 705	299 467	4212	808
北 京	Beijing	11 487	682	10 505	93	207
天 津	Tianjin	6799	458	6184	72	85
河 北	Hebei	92 825	2487	89 576	633	129
山 西	Shanxi	37 849	1383	35 984	428	54
内蒙古	Nei Mongol	25 685	851	24 328	438	68
辽 宁	Liaoning	34 137	1536	32 005	440	156
吉 林	Jilin	26 161	870	24 905	282	104
黑龙江	Heilongjiang	21 417	1249	19 623	474	71
上 海	Shanghai	6514	467	5796	104	147
江 苏	Jiangsu	39 536	2173	36 378	508	477
浙 江	Zhejiang	37 679	1606	35 405	414	254
安 徽	Anhui	31 361	1354	29 340	485	182
福 建	Fujian	30 023	731	28 845	324	123

续表
Continued

地 区 Region		合计 Total	医院 Hospitals	基层医疗 卫生机构 Grass-roots Health Care Institutions	专业公共 卫生机构 Specialized Public Health Institutions	其他机构 Others
江 西	Jiangxi	40 129	1139	38 292	529	169
山 东	Shandong	88 186	2847	84 426	601	312
河 南	Henan	85 044	2527	81 645	724	148
湖 北	Hubei	38 586	1245	36 735	469	137
湖 南	Hunan	57 503	1781	55 110	511	101
广 东	Guangdong	62 819	1875	59 874	690	380
广 西	Guangxi	34 888	892	33 497	427	72
海 南	Hainan	6538	240	6143	128	27
重 庆	Chongqing	23 389	862	22 279	156	92
四 川	Sichuan	74 975	2479	71 581	677	238
贵 州	Guizhou	30 695	1543	28 750	333	69
云 南	Yunnan	28 765	1409	26 745	539	72
西 藏	Xizang	7058	190	6745	121	2
陕 西	Shaanxi	35 133	1292	33 334	391	116
甘 肃	Gansu	25 375	737	24 200	413	25
青 海	Qinghai	6950	243	6536	168	3
宁 夏	Ningxia	4863	220	4514	104	25
新 疆	Xinjiang	18 416	987	16 958	445	26

医院数

Number of Hospitals

单位：个

医院 Hospitals	2010	2015	2020	2022	2023
总计　Total	**20 918**	**27 587**	**35 394**	**36 976**	**38 355**
按登记注册类型分　By the Type of Rrgistration					
公立医院 Public Hospitals	13 850	13 069	11 870	11 746	11 772
民营医院 Non-public Hospitals	7068	14 518	23 524	25 230	26 583
按医院等级分　By Level					
＃三级医院 Tertiary Hospitals	1284	2123	2996	3523	3855
二级医院 Secondary Hospitals	6472	7494	10 404	11 145	11 946
一级医院 Primary Hospitals	5271	8759	12 252	12 815	13 252
按类别分　By Category					
＃综合医院 General Hospitals	13 681	17 430	20 133	20 190	20 497
中医医院 TCM Hospitals	2778	3267	4426	4779	5053
专科医院 Specialized Hospitals	3956	6023	9021	10 000	10 581

分等级医院数（2023 年）

Number of Hospitals by Grade (2023)

单位：个

医院名称 Hospitals	医院 Hospitals	综合医院 General Hospitals	中医医院 TCM Hospitals	专科医院 Specialized Hospitals
总计 Total	38 355	20 497	5053	10 581
三级医院 Tertiary Hospitals	3855	2014	738	964
＃甲等 1st Class Hospitals	1795	948	414	334
乙等 2nd Class Hospitals	500	324	114	47
丙等 3rd Class Hospitals	31	23	0	8
二级医院 Secondary Hospitals	11 946	4865	1998	4690
＃甲等 1st Class Hospitals	4048	2286	1309	281
乙等 2nd Class Hospitals	1160	736	139	242
丙等 3rd Class Hospitals	65	26	4	32
一级医院 Primary Hospitals	13 252	9560	1519	1668
未定级医院 Other Hospitals	9302	4058	798	3259

按床位数分组医院数
Number of Different Categories of Hospitals by Beds

单位：个

分组 Group	2010	2015	2020	2022	2023
医院合计 **All Hospitals**	**20 918**	**27 587**	**35 394**	**36 976**	**38 355**
＜ 100 张（Beds）	12 394	16 542	21 246	21 904	22 586
100 ～ 199 张（Beds）	3496	4073	5297	5483	5790
200 ～ 499 张（Beds）	3241	3912	4761	5174	5390
500 ～ 799 张（Beds）	1069	1568	2005	2190	2278
≥ 800 张（Beds）	718	1492	2085	2225	2311
#综合医院 General Hospitals	13 681	17 430	20 133	20 190	20 497
＜ 100 张（Beds）	7981	10 567	12 185	12 243	12 439
100 ～ 199 张（Beds）	2086	2317	2778	2664	2731
200 ～ 499 张（Beds）	2203	2282	2346	2347	2321
500 ～ 799 张（Beds）	802	1053	1230	1281	1333
≥ 800 张（Beds）	609	1211	1594	1655	1673
中医医院 TCM Hospitals	2778	3267	4426	4779	5053
＜ 100 张（Beds）	1246	1283	2142	2389	2561
100 ～ 199 张（Beds）	841	717	672	677	705
200 ～ 499 张（Beds）	557	901	1024	1031	1053
500 ～ 799 张（Beds）	97	250	395	450	459
≥ 800 张（Beds）	37	116	193	232	275

各地区医院数（2023年）

Number of Hospitals by Region (2023)

单位：个

地 区 Region	合计 Total	按登记注册类型分 By the Type of Registration		按医院等级分 By Level		
		公立医院 Public Hospitals	民营医院 Non- public Hospitals	# 三级医院 Tertiary Hospitals	二级医院 Secondary Hospitals	一级医院 Primary Hospitals
总　　计　Total	38 355	11 772	26 583	3855	11 946	13 252
东　部　Eastern	15 102	4399	10 703	1557	4262	5128
中　部　Central	11 548	3522	8026	1151	3696	3952
西　部　Western	11 705	3851	7854	1147	3988	4172
北　京　Beijing	682	196	486	121	164	356
天　津　Tianjin	458	132	326	51	97	200
河　北　Hebei	2487	690	1797	116	669	1356
山　西　Shanxi	1383	441	942	69	436	234
内蒙古　Nei Mongol	851	327	524	95	371	305
辽　宁　Liaoning	1536	438	1098	180	540	469
吉　林　Jilin	870	266	604	76	314	188
黑龙江　Heilongjiang	1249	549	700	125	385	390
上　海　Shanghai	467	162	305	54	92	10
江　苏　Jiangsu	2173	446	1727	210	510	780
浙　江　Zhejiang	1606	452	1154	185	210	44
安　徽　Anhui	1354	353	1001	161	467	519
福　建　Fujian	731	288	443	103	288	229

地 区 Region		合计 Total	按登记注册类型分 By the Type of Registration		按医院等级分 By Level		
			公立医院 Public Hospitals	民营医院 Non- public Hospitals	# 三级医院 Tertiary Hospitals	二级医院 Secondary Hospitals	一级医院 Primary Hospitals
江 西	Jiangxi	1139	351	788	138	307	375
山 东	Shandong	2847	771	2076	204	948	1118
河 南	Henan	2527	706	1821	221	689	1405
湖 北	Hubei	1245	397	848	208	423	320
湖 南	Hunan	1781	459	1322	153	675	521
广 东	Guangdong	1875	742	1133	293	677	497
广 西	Guangxi	892	357	535	110	391	278
海 南	Hainan	240	82	158	40	67	69
重 庆	Chongqing	862	217	645	97	255	356
四 川	Sichuan	2479	683	1796	344	768	876
贵 州	Guizhou	1543	302	1241	92	516	762
云 南	Yunnan	1409	448	961	122	493	496
西 藏	Xizang	190	132	58	18	67	51
陕 西	Shaanxi	1292	447	845	80	476	373
甘 肃	Gansu	737	281	456	73	219	72
青 海	Qinghai	243	113	130	27	106	11
宁 夏	Ningxia	220	71	149	20	89	75
新 疆	Xinjiang	987	473	514	69	237	517

基层医疗卫生机构数
Number of Grass-roots Health Care Institutions

单位：个

机构名称 Institution	2010	2015	2020	2022	2023
总计 Total	901 709	920 770	970 036	979 768	1 016 238
社区卫生服务中心 Community Health Centers	6903	8806	9826	10 353	10 070
#政府办 Government-run	5900	6164	6848	7246	7452
社区卫生服务站 Community Health Stations	25 836	25 515	25 539	26 095	27 107
#政府办 Government-run	12 490	12 082	10 482	10 279	10 098
街道卫生院 Sub-district Health Centers	929	524	539	531	497
乡镇卫生院 Township Health Centers	37 836	36 817	35 762	33 917	33 753
#政府办 Government-run	37 217	36 344	35 259	33 487	33 221
村卫生室 Village Clinics	648 424	640 536	608 828	587 749	581 964
门诊部 Outpatient Departments	8291	13 282	29 709	38 737	43 909
诊所（医务室） Clinics	173 490	195 290	259 833	282 386	318 938

各地区基层医疗卫生机构数（2023 年）

Number of Grass-roots Health Care Institutions by Region (2023)

单位：个

地　区 Region	合计 Total	社区服务 中心（站） Community Health Centers （Stations）	乡镇 卫生院 Township Health Centers	村 卫生室 Village Clinics	门诊部和诊所 Outpatient Departments and Clinics
总　计 Total	1 016 238	37 177	33 753	581 964	362 847
东　部 Eastern	395 137	19 871	8835	203 880	162 450
中　部 Central	321 634	8786	11 099	202 327	99 146
西　部 Western	299 467	8520	13 819	175 757	101 251
北　京 Beijing	10 505	2034	0	2774	5697
天　津 Tianjin	6184	701	126	2196	3156
河　北 Hebei	89 576	1631	1965	59 321	26 659
山　西 Shanxi	35 984	1087	1285	22 566	10 824
内蒙古 Nei Mongol	24 328	1267	1240	12 812	9009
辽　宁 Liaoning	32 005	1419	1001	16 401	13 168
吉　林 Jilin	24 905	338	762	8799	15 006
黑龙江 Heilongjiang	19 623	648	973	10 325	7676
上　海 Shanghai	5796	1192	0	1118	3486
江　苏 Jiangsu	36 378	2690	905	14 671	18 105
浙　江 Zhejiang	35 405	3955	1045	11 581	18 816
安　徽 Anhui	29 340	1825	1311	15 546	10 652
福　建 Fujian	28 845	739	877	16 487	10 742

续表
Continued

地 区 Region		合计 Total	社区服务 中心（站） Community Health Centers （Stations）	乡镇 卫生院 Township Health Centers	村 卫生室 Village Clinics	门诊部和诊所 Outpatient Departments and Clinics
江 西	Jiangxi	38 292	706	1603	27 059	8917
山 东	Shandong	84 426	2499	1449	51 541	28 881
河 南	Henan	81 645	1993	1987	59 447	18 207
湖 北	Hubei	36 735	1136	1107	22 459	12 006
湖 南	Hunan	55 110	1053	2071	36 126	15 858
广 东	Guangdong	59 874	2794	1164	25 127	30 783
广 西	Guangxi	33 497	362	1266	18 589	13 280
海 南	Hainan	6143	217	303	2663	2957
重 庆	Chongqing	22 279	637	804	9496	11 339
四 川	Sichuan	71 581	1104	2762	42 301	25 398
贵 州	Guizhou	28 750	1093	1313	19 643	6660
云 南	Yunnan	26 745	668	1361	13 588	11 101
西 藏	Xizang	6745	16	674	5236	819
陕 西	Shaanxi	33 334	752	1509	21 611	9433
甘 肃	Gansu	24 200	744	1348	16 272	5833
青 海	Qinghai	6536	282	407	4469	1378
宁 夏	Ningxia	4514	244	205	2142	1923
新 疆	Xinjiang	16 958	1351	930	9598	5078

中医类医疗卫生机构数

Number of TCM Institutions

单位：个

机构名称　Institution	2010	2015	2020	2022	2023
总计　Total	**36 714**	**46 541**	**72 355**	**80 319**	**92 531**
中医类医院 Hospitals Specialized in TCM	3232	3966	5482	5862	6175
中医医院 　TCM Hospitals	2778	3267	4426	4779	5053
中西医结合医院 　Hospitals of Integrated Chinese and Western Medicine	256	446	732	762	797
民族医医院 　Hospitals of Traditional Ethnic Medicine	198	253	324	321	325
中医类门诊部 Outpatient Departments Specialized in TCM	937	1640	3539	3786	4135
中医门诊部 　TCM Outpatient Departments	734	1304	3000	3231	3483
中西医结合门诊部 　Outpatient Departments of Integrated Chinese and Western Medicine	192	320	508	519	594
民族医门诊部 　Outpatient Departments of Traditional Ethnic Medicine	11	16	31	36	58
中医类诊所 Clinics Specialized in TCM	32 496	40 888	63 291	70 631	82 182
中医诊所 　TCM Clinics	24 978	32 968	53 560	60 396	70 233
中西医结合诊所 　Clinics of Integrated Chinese and Western Medicine	7159	7386	9090	9625	11 236
民族医诊所 　Clinics of Traditional Ethnic Medicine	359	534	641	610	713
中医类研究机构 Institutions Specialized in TCM Research	49	47	43	40	39
中医（药）研究院（所） 　TCM Institutions	36	35	34	33	32
中西医结合研究所 　Institutions of Integrated Chinese and Western Medicine	3	3	2	1	1
民族医（药）学研究所 　Institutions of Traditional Ethnic Medicine	10	9	7	6	6

提供中医服务的基层医疗卫生机构数

Grass-roots Health Care Institutions Providing TCM Services

机构名称 Institution	2015	2019	2020	2022	2023
提供中医服务的基层医疗卫生机构数／个 Grass-roots Health Care Institutions Providing TCM Services	400 635	459 595	475 629	497 353	502 225
社区卫生服务中心 Community Health Centers	5718	6878	7201	7737	7955
社区卫生服务站 Community Health Stations	7734	9981	10 868	11 948	12 737
乡镇卫生院 Township Health Centers	33 070	34 148	34 068	32 596	32 474
村卫生室 Village Clinics	354 113	408 588	423 492	445 072	449 059
占同类机构总数的百分比 **As % of the Same Type of Institution**					
社区卫生服务中心 Community Health Centers	96.9	98.3	99.0	99.5	99.6
社区卫生服务站 Community Health Stations	81.0	85.9	90.6	93.4	94.2
乡镇卫生院 Township Health Centers	93.0	97.1	98.0	99.4	99.6
村卫生室 Village Clinics	60.3	71.3	74.5	81.2	82.9

注：① 2015 年起按配备中医类别执业（助理）医师、有中草药收入、中医处方、开展中医医疗技术和中医药健康管理的社区卫生服务中心（站）、乡镇卫生院数及以中医、中西医结合、民族医为主、有中药柜、开展中医医疗技术和中医药健康管理的村卫生室统计；②本表不含分支机构。

Note: ① From 2015, It has practising (assistant) doctors of traditional Chinese medicine (TCM)、the income of Chinese herbal medicine、Chinese medicine prescriptions、having medical technology and health management of traditional Chinese medicine in the community health service center (station) and township health centers; It were carried out by Chinese medicine, Chinese and Western medicine, national medicine, Chinese medicine cabinet, Chinese medical technology and traditional Chinese medicine health management in village health clinics. ② The table does not contain branches.

专业公共卫生机构数

Number of Specialized Public Health Institutions 单位：个

机构名称 Institution	2010	2015	2020	2022	2023
总计 Total	**11 835**	**31 927**	**14 492**	**12 436**	**12 121**
疾病预防控制中心 CDC	3513	3478	3384	3386	3426
专科疾病防治机构 Specialized Disease Prevention and Treatment Institutions	1274	1234	1048	856	823
健康教育机构 Health Education Institutions	139	166	174	250	277
妇幼保健机构 MCH Institutions	3025	3078	3052	3031	3063
急救中心（站） Emergency Centers（First-aid Stations）	245	345	484	545	597
采供血机构 Institutions for Blood Gathering and Supplying	530	548	606	637	671
卫生监督机构 Health Inspection Institutions	2992	2986	2934	2944	2791
计划生育技术服务机构 Institutions for Family Planning Services	117	20 092	2810	787	473

注：2013年起增加原计生部门主管的计划生育技术服务机构。
Note: Since 2013, have been included the family planning technical service institution, under the administration of the original family planning department.

各地区专业公共卫生机构数（2023 年）
Number of Specialized Public Health Institutions by Region (2023)

单位：个

地　区 Region	合计 Total	疾病 预防 控制 中心 CDC	专科疾病 防治机构 Specialized Disease Prevention and Treatment Institutions	妇幼 保健 机构 MCH Institutions	卫生 监督 机构 Health Inspection Institutions
总　计　**Total**	**12 121**	**3426**	**823**	**3063**	**2791**
东　部　Eastern	4007	1066	358	961	848
中　部　Central	3902	1074	351	969	910
西　部　Western	4212	1286	114	1133	1033
北　京　Beijing	93	27	16	17	18
天　津　Tianjin	72	20	3	17	17
河　北　Hebei	633	187	13	184	178
山　西　Shanxi	428	132	6	129	120
内蒙古　Nei Mongol	438	121	9	118	117
辽　宁　Liaoning	440	123	39	96	91
吉　林　Jilin	282	67	54	70	49
黑龙江　Heilongjiang	474	145	22	117	117
上　海　Shanghai	104	19	15	19	17
江　苏　Jiangsu	508	115	25	119	108
浙　江　Zhejiang	414	103	14	96	99
安　徽　Anhui	485	128	42	130	108
福　建　Fujian	324	102	19	94	86

地　区 Region		合计 Total	疾病 预防 控制 中心 CDC	专科疾病 防治机构 Specialized Disease Prevention and Treatment Institutions	妇幼 保健 机构 MCH Institutions	卫生 监督 机构 Health Inspection Institutions
江　西	Jiangxi	529	152	78	115	111
山　东	Shandong	601	194	75	158	115
河　南	Henan	724	185	21	164	176
湖　北	Hubei	469	119	61	104	107
湖　南	Hunan	511	146	67	140	122
广　东	Guangdong	690	147	123	133	106
广　西	Guangxi	427	123	26	106	111
海　南	Hainan	128	29	16	28	13
重　庆	Chongqing	156	41	11	41	39
四　川	Sichuan	677	211	20	201	156
贵　州	Guizhou	333	101	4	99	75
云　南	Yunnan	539	149	25	147	135
西　藏	Xizang	121	82	0	28	3
陕　西	Shaanxi	391	121	4	118	116
甘　肃	Gansu	413	105	9	99	94
青　海	Qinghai	168	54	2	52	46
宁　夏	Ningxia	104	26	0	25	24
新　疆	Xinjiang	445	152	4	99	117

医疗卫生机构床位数

Number of Beds in Health Care Institutions

单位：万张

机构名称 Institution	2010	2015	2020	2022	2023
总计 **Total**	**478.7**	**701.5**	**910.1**	**975.0**	**1017.4**
医院 Hospitals	338.7	533.1	713.1	766.3	800.5
基层医疗卫生机构 Grass-roots Health Care Institutions	119.2	141.4	164.9	175.1	182.0
专业公共卫生机构 Specialized Public Health Institutions	16.5	23.6	29.6	31.4	32.5
其他机构 Other Health Care Institutions	4.3	3.4	2.4	2.2	2.4
总计中：					
非公医疗卫生机构 **Non-public Health Care Institutions**	**41.2**	**107.5**	**209.1**	**236.6**	**253.2**
#医院 Hospitals	37.4	103.4	204.1	230.0	246.9
基层医疗卫生机构 Grass-roots Health Care Institutions	3.8	3.9	4.4	5.7	5.1

各地区医疗卫生机构床位数（2023 年）
Number of Beds in Health Care Institutions by Region (2023)

单位：张

地　区 Region	床位总数 Number of Beds	医院床位数 Number of Beds in Hospitals	公立医院 床位数 Number of Beds in Public Hospitals	每千人口 医疗卫生 机构床位数 Beds per 1000 Population
总　计　Total	10 173 727	8 004 519	5 535 788	7.23
东　部　Eastern	3 909 606	3 208 590	2 179 300	6.43
中　部　Central	3 271 054	2 491 169	1 748 464	7.84
西　部　Western	2 993 067	2 304 760	1 608 024	7.83
北　京　Beijing	138 823	130 831	96 008	6.35
天　津　Tianjin	72 505	66 704	50 843	5.32
河　北　Hebei	534 036	414 853	282 891	7.22
山　西　Shanxi	232 339	190 415	134 594	6.70
内蒙古　Nei Mongol	173 136	139 410	113 293	7.23
辽　宁　Liaoning	334 223	294 466	195 937	7.99
吉　林　Jilin	183 671	162 017	110 974	7.85
黑龙江　Heilongjiang	273 327	233 417	170 368	8.93
上　海　Shanghai	174 966	156 979	103 490	7.04
江　苏　Jiangsu	578 826	456 531	264 578	6.79
浙　江　Zhejiang	406 088	361 706	230 998	6.13
安　徽　Anhui	453 525	348 444	235 017	7.41
福　建　Fujian	242 062	192 786	142 136	5.79

续表
Continued

地 区 Region		床位总数 Number of Beds	医院床位数 Number of Beds in Hospitals	公立医院床位数 Number of Beds in Public Hospitals	每千人口医疗卫生机构床位数 Beds per 1000 Population
江 西	Jiangxi	340 712	247 937	167 285	7.55
山 东	Shandong	738 564	571 345	399 927	7.30
河 南	Henan	777 415	578 810	406 757	7.92
湖 北	Hubei	476 130	340 376	258 104	8.16
湖 南	Hunan	533 935	389 753	265 365	8.13
广 东	Guangdong	628 584	515 620	378 730	4.95
广 西	Guangxi	362 013	251 728	183 344	7.20
海 南	Hainan	60 929	46 769	33 762	5.84
重 庆	Chongqing	255 591	189 881	124 989	8.01
四 川	Sichuan	708 592	533 181	348 241	8.47
贵 州	Guizhou	315 372	255 478	142 123	8.16
云 南	Yunnan	359 916	275 778	189 932	7.70
西 藏	Xizang	21 551	16 997	12 227	5.90
陕 西	Shaanxi	306 176	252 617	178 048	7.75
甘 肃	Gansu	203 974	156 135	123 526	8.27
青 海	Qinghai	45 712	39 007	31 023	7.70
宁 夏	Ningxia	43 499	37 414	28 114	5.97
新 疆	Xinjiang	197 535	157 134	133 164	7.60

医院床位数

Number of Beds in Hospitals

单位：万张

机构名称 Institution	2010	2015	2020	2022	2023
总计　Total	**338.7**	**533.1**	**713.1**	**766.3**	**800.5**
按登记注册类型分　By the Type of Registration					
公立医院 Public Hospitals	301.4	429.6	509.1	536.3	553.6
民营医院 Non-public Hospitals	37.4	103.4	204.1	230.0	246.9
按医院等级分　By Hospital-level					
#三级医院 Tertiary Hospitals	106.5	204.8	300.3	344.5	371.0
二级医院 Secondary Hospitals	160.1	219.7	271.8	277.3	285.3
一级医院 Primary Hospitals	25.7	48.2	71.3	73.2	74.7
按类别分　By Category					
#综合医院 General Hospitals	245.0	372.1	462.2	479.1	489.2
中医医院 TCM Hospitals	42.4	71.5	98.1	107.9	115.4
专科医院 Specialist Hospitals	45.9	76.3	125.8	148.5	161.8

医院分科床位数及构成

Number and Percentage of Beds by Department in Hospitals

分科 Department	实有数 / 张 Number of Beds			构成 /% Percentage/%		
	2021	2022	2023	2021	2022	2023
总计　Total	7 414 228	7 662 929	8 004 519	100.0	100.0	100.0
内科 Internal Medical Department	1 812 657	1 880 274	1 934 860	24.5	24.5	24.2
外科 Surgical Department	1 322 255	1 335 756	1 359 707	17.8	17.4	17.0
儿科 Pediatric Department	356 920	352 762	355 841	4.8	4.6	4.4
妇产科 Obs. and Gyn. Department	442 939	424 408	403 089	6.0	5.5	5.0
眼科 Ophthalmologic Department	144 776	145 529	153 231	2.0	1.9	1.9
耳鼻咽喉科 ENT Department	89 042	89 131	90 398	1.2	1.2	1.1
口腔科 Stomatologic Department	38 604	38 176	40 879	0.5	0.5	0.5
精神科 Psychiatric Department	754 095	823 517	923 345	10.2	10.7	11.5
传染科 Infectious Disease Department	147 346	162 498	152 800	2.0	2.1	1.9
结核病科 Tuberculosis Department	20 825	19 338	20 241	0.3	0.3	0.3
肿瘤科 Oncology Department	272 468	279 644	290 826	3.7	3.6	3.6
中医科 TCM Department	1 114 063	1 170 533	1 255 971	15.0	15.3	15.7
其他 Others	898 238	941 363	1 023 331	12.1	12.3	12.8

基层医疗卫生机构床位数

Number of Beds in Grass-roots Health Care Institutions

单位：张

机构名称 Institution	2010	2015	2020	2022	2023
总计 **Total**	1 192 242	1 413 842	1 649 384	1 751 081	1 820 217
#社区卫生服务中心 Community Health Centers	137 628	178 410	225 539	251 453	274 193
#政府办 Government-run	116 569	138 937	177 263	199 101	216 772
社区卫生服务站 Community Health Stations	31 186	22 569	12 804	11 601	10 983
#政府办 Government-run	9663	4065	2704	1836	2025
街道卫生院 Sub-district Health Centers	19 746	8867	12 630	13 164	16 389
乡镇卫生院 Township Health Centers	994 329	1 196 122	1 390 325	1 455 876	1 504 504
#政府办 Government-run	978 983	1 183 178	1 370 674	1 441 452	1 481 893
门诊部 Outpatient Departments	9233	7716	7522	10 892	12 630

中医类医疗机构床位数

Number of Beds in TCM Clinical Departments

单位：张

机构名称 Institution	2010	2015	2020	2022	2023
总计　Total	**548 726**	**957 523**	**1 432 900**	**1 587 484**	**1 731 946**
中医类医院 Hospitals Specialized in TCM	471 289	819 412	1 148 135	1 258 352	1 346 683
中医医院 TCM Hospitals	424 244	715 393	981 142	1 078 758	1 154 119
中西医结合医院 Hospitals of Integrated Chinese and Western Medicine	35 234	78 611	124 614	137 787	149 614
民族医医院 Hospitals of Traditional Ethnic Medicine	11 811	25 408	42 379	41 807	42 950
中医类门诊部 Outpatient Departments Specialized in TCM	596	585	438	922	926
中医门诊部 TCM Outpatient Departments	407	370	294	684	502
中西医结合门诊部 Outpatient Departments of Integrated Chinese and Western Medicine	185	197	142	188	244
民族医门诊部 Outpatient Departments of Traditional Ethnic Medicine	4	18	2	50	180
非中医类医疗机构中医临床科室 TCM Clinical Department in non-TCM Institutions	76 841	137 526	284 327	328 210	384 337

注：中医类临床科室包括中医科各专业、中西医结合科、民族医学科。

Note: Clinical departments of TCM include departments of TCM, integrated chinese and western medicine, and traditional ethnic medicine.

卫生人员数

Number of Health Personnel

单位：万人

指标 Indictor	2010	2015	2020	2022	2023
总计　Total	**820.8**	**1069.4**	**1347.5**	**1441.1**	**1523.7**
卫生技术人员 Health Technical Personnel	587.6	800.8	1067.8	1165.8	1248.8
执业（助理）医师 　Physicians and Physician Assistants	241.3	303.9	408.6	443.5	478.2
#执业医师 　　Physicians	197.3	250.8	340.2	372.2	401.0
注册护士 　Registered Nurses	204.8	324.1	470.9	522.4	563.7
药剂师（士） 　Pharmacists	35.4	42.3	49.7	53.1	56.9
技师（士） 　Laboratory Technicians	33.9	42.9	56.1	75.1	82.0
其他卫生技术人员 　Other Health Technical Personnel	72.2	87.5	82.6	71.7	68.0
乡村医生和卫生员 Village Doctors and Assistants	109.2	103.2	79.6	66.5	62.2
#乡村医生 　　Village Doctors	103.2	96.3	75.0	64.6	60.7
其他技术人员 Other Technical Personnel	29.0	40.0	53.0	60.6	61.5
管理人员 Administrative Staff	37.1	47.3	56.1	91.8	100.5
#仅从事管理工作的人员 　Exclusive Administrative Staff	—	—	—	49.2	51.6
工勤技能人员 Logistics Technical Workers	57.9	78.2	91.1	99.0	99.7

注：① 2010 年起，卫生人员包括返聘本单位半年以上人员。② 2010—2021 年卫生技术人员包括取得"卫生监督员证书"的公务员 1 万人。以下各表同。③ 2021 年起，管理人员中包含同时担负管理任务和业务工作的人员。

Note: ① Health personnel re-employed for more than six months are included since 2010. ② From 2010 to 2021, health technical personnel include 10 000 sanitation supervisors in public servants. The same applies to the related tables following. ③ Since 2021, administrative staff includes people who are responsible for both management task and clinical task.

各地区卫生人员数（2023 年）

Number of Health Personnel by Region (2023)

单位：人

地 区 Region	卫生人员 Health Personnel	卫生技术 人员 Health Technical Personnel	执业（助理） 医师 Physicians and Physician Assistants	注册护士 Registered Nurses
总　计　Total	15 237 463	12 488 283	4 782 086	5 637 142
东　部　Eastern	6 590 413	5 423 633	2 135 433	2 414 693
中　部　Central	4 388 964	3 602 409	1 406 456	1 654 194
西　部　Western	4 258 086	3 462 241	1 240 197	1 568 255
北　京　Beijing	389 020	312 758	121 550	134 646
天　津　Tianjin	165 384	133 656	56 468	52 051
河　北　Hebei	790 666	644 925	289 780	269 708
山　西　Shanxi	374 803	298 173	118 428	132 685
内蒙古　Nei Mongol	284 106	234 507	92 704	101 220
辽　宁　Liaoning	442 605	357 550	137 914	167 895
吉　林　Jilin	294 224	232 250	92 276	106 986
黑龙江　Heilongjiang	335 659	267 541	103 732	118 794
上　海　Shanghai	297 704	245 752	89 072	110 968
江　苏　Jiangsu	910 971	743 324	290 096	333 420
浙　江　Zhejiang	785 789	662 556	265 975	292 265
安　徽　Anhui	590 238	509 859	200 567	241 447
福　建　Fujian	397 110	325 816	123 317	144 733

122

地 区 Region		卫生人员 Health Personnel	卫生技术 人员 Health Technical Personnel	执业（助理） 医师 Physicians and Physician Assistants	注册护士 Registered Nurses
江 西	Jiangxi	439 075	361 613	134 825	169 354
山 东	Shandong	1 135 939	934 661	371 920	417 633
河 南	Henan	1 069 794	866 110	346 557	383 863
湖 北	Hubei	602 208	497 181	190 424	230 596
湖 南	Hunan	682 963	569 682	219 647	270 469
广 东	Guangdong	1 169 128	976 091	357 885	450 163
广 西	Guangxi	536 134	433 491	145 146	200 913
海 南	Hainan	106 097	86 544	31 456	41 211
重 庆	Chongqing	334 725	272 035	102 267	128 142
四 川	Sichuan	926 093	740 444	279 437	335 453
贵 州	Guizhou	430 549	354 783	125 958	163 692
云 南	Yunnan	512 722	425 232	146 724	203 577
西 藏	Xizang	46 320	29 531	12 289	9820
陕 西	Shaanxi	471 012	391 726	133 291	169 607
甘 肃	Gansu	268 421	221 119	78 030	100 397
青 海	Qinghai	72 697	57 975	21 604	23 710
宁 夏	Ningxia	78 053	65 731	24 266	30 046
新 疆	Xinjiang	297 254	235 667	78 481	101 678

卫生技术人员数
Number of Health Technical Personnel

单位：万人

指标 Indictor	2010	2015	2020	2022	2023
卫生技术人员数 **Health Technical Personnel**	**587.6**	**800.8**	**1067.8**	**1165.8**	**1248.8**
城市　Urban	295.5	422.0	585.5	677.5	723.2
农村　Rural	291.1	377.7	481.3	488.3	525.6
#执业（助理）医师 Physicians and Physician Assistants	241.3	303.9	408.6	443.5	478.2
城市　Urban	115.2	153.8	217.4	255.2	274.1
农村　Rural	126.1	150.2	191.2	188.2	204.1
#执业医师 Physicians	197.3	250.8	340.2	372.2	401.0
城市　Urban	106.2	143.1	202.2	231.0	248.2
农村　Rural	91.1	107.7	138.0	141.2	152.8
注册护士 Registered Nurses	204.8	324.1	470.9	522.4	563.7
城市　Urban	120.0	189.3	276.1	314.8	337.2
农村　Rural	84.8	134.9	194.7	207.6	226.5

注：城市包括直辖市和地级市所辖区，农村包括县及县级市。

Note: Urban areas include municipalities, districts under the jurisdiction of cities, and cities at county level. Rural areas include counties and cities at county-level.

每千人口卫生技术人员数
Number of Health Technical Personnel per 1000 Population

单位：人

指标 Indictor	2010	2015	2020	2022	2023
卫生技术人员 **Health Technical Personnel**	**4.39**	**5.84**	**7.57**	**8.27**	**8.87**
城市 Urban	7.62	10.21	11.46	10.20	10.89
农村 Rural	3.04	3.90	5.18	6.55	7.07
执业（助理）医师 Physicians and Physician Assistants	1.80	2.22	2.90	3.15	3.40
城市 Urban	2.97	3.72	4.25	3.84	4.13
农村 Rural	1.32	1.55	2.06	2.53	2.74
#执业医师 Physicians	1.47	1.84	2.41	2.64	2.85
城市 Urban	2.74	3.46	3.96	3.48	3.74
农村 Rural	0.95	1.11	1.49	1.89	2.05
注册护士 Registered Nurses	1.53	2.37	3.34	3.71	4.00
城市 Urban	3.09	4.58	5.40	4.74	5.08
农村 Rural	0.89	1.39	2.10	2.79	3.05

注：① 2021 年前，城市、农村以户籍人口为分母；2021 年后，城市、农村以常住人口为分母。②城市、农村人口系推算数字。

Note: ① Before 2021, registered population will be the denominator in urban and rural areas, and after 2021, permanent resident population will be the denominator in urban and rural areas. ② Urban and rural population are estimates.

各地区每千人口卫生人员数（2023 年）

Number of Health Personnel per 1000 Population by Region (2023)

地　区 Region	每千人口 Per 1000 Population		每万人口 Per 10 000 Population	
	执业（助理） 医师 Physicians and Physician Assistants	注册护士 Registered Nurses	全科医生数 General Practitioners	专业公共 卫生机构 人员数 Public Health Workers
总　计　Total	**3.40**	**4.00**	**3.99**	**7.15**
东　部　Eastern	3.51	3.97	4.44	6.54
中　部　Central	3.37	3.96	3.90	7.34
西　部　Western	3.24	4.10	3.37	7.90
北　京　Beijing	5.56	6.16	4.21	7.74
天　津　Tianjin	4.14	3.82	3.89	5.13
河　北　Hebei	3.92	3.65	4.66	6.89
山　西　Shanxi	3.42	3.83	2.77	6.66
内蒙古　Nei Mongol	3.87	4.22	4.09	9.77
辽　宁　Liaoning	3.30	4.01	4.03	4.80
吉　林　Jilin	3.95	4.57	3.83	6.88
黑龙江　Heilongjiang	3.39	3.88	4.10	6.96
上　海　Shanghai	3.58	4.46	4.72	6.03
江　苏　Jiangsu	3.40	3.91	5.30	5.06
浙　江　Zhejiang	4.01	4.41	4.33	6.23
安　徽　Anhui	3.28	3.94	4.06	5.40
福　建　Fujian	2.95	3.46	4.25	7.15

地 区 Region	每千人口 Per 1000 Population		每万人口 Per 10 000 Population	
	执业（助理） 医师 Physicians and Physician Assistants	注册护士 Registered Nurses	全科医生数 General Practitioners	专业公共 卫生机构 人员数 Public Health Workers
江 西 Jiangxi	2.99	3.75	3.10	8.71
山 东 Shandong	3.67	4.13	3.99	7.34
河 南 Henan	3.53	3.91	4.52	7.98
湖 北 Hubei	3.26	3.95	3.34	7.86
湖 南 Hunan	3.34	4.12	4.41	7.49
广 东 Guangdong	2.82	3.54	4.52	7.08
广 西 Guangxi	2.89	4.00	3.65	9.77
海 南 Hainan	3.02	3.95	3.16	8.60
重 庆 Chongqing	3.20	4.02	3.58	5.48
四 川 Sichuan	3.34	4.01	3.71	6.69
贵 州 Guizhou	3.26	4.24	3.33	7.91
云 南 Yunnan	3.14	4.36	3.39	8.60
西 藏 Xizang	3.37	2.69	1.64	6.82
陕 西 Shaanxi	3.37	4.29	3.97	7.96
甘 肃 Gansu	3.17	4.07	1.99	9.44
青 海 Qinghai	3.64	3.99	2.44	6.88
宁 夏 Ningxia	3.33	4.12	3.23	8.48
新 疆 Xinjiang	3.02	3.91	1.72	6.89

卫生技术人员年龄、学历及技术职务构成（2023年）

Percentage of Health Technical Personnel by Age, Educational-Level, and Technical Position (2023)

单位：%

分组 Group	合计 Total	医院 Hospitals	社区卫生 服务中心 Community Health Centers	乡镇 卫生院 Township Health Centers	疾病预防 控制中心 CDC
构成	100.0	100.0	100.0	100.0	100.0
按年龄分　By Age Group					
25 岁以下	8.0	8.1	6.0	9.0	4.7
25～34 岁	40.2	43.4	34.1	35.8	30.9
35～44 岁	27.1	27.7	31.2	25.8	26.6
45～54 岁	16.2	14.0	22.0	23.2	27.4
55～59 岁	3.8	3.4	3.5	4.1	8.4
60 岁及以上	4.7	3.4	3.2	2.2	2.1
按学历分　By Educational Level					
研究生 Postgraduate	7.3	10.0	2.2	0.2	10.3
本科 Undergraduate	40.3	45.0	44.8	27.7	51.5
大专 Junior College	37.8	34.8	39.1	45.7	27.9
中专 Secondary Technical School	14.0	9.9	13.3	25.3	9.6
高中及以下 Senior Secondary School and Below	0.6	0.3	0.6	1.2	0.7
按技术职务分　By Technical Position					
高级　Senior	10.0	11.7	7.9	5.0	15.4
中级　Intermediate	22.5	24.2	26.5	15.8	26.0
初级　Junior	59.3	56.2	58.0	68.7	45.1
未聘　Others	8.3	7.9	7.5	10.5	13.5

执业（助理）医师年龄、学历及技术职务构成（2023 年）

Percentage of Physicians and Physician Assistants by Age, Educational-Level, and Technical Position (2023)

单位：%

分组 Group	合计 Total	医院 Hospitals	社区卫生 服务中心 Community Health Centers	乡镇 卫生院 Township Health Centers	疾病预防 控制中心 CDC
构成	**100.0**	**100.0**	**100.0**	**100.0**	**100.0**
按年龄分 By Age Group					
25 岁以下	1.0	0.6	1.1	2.3	0.5
25～34 岁	26.1	29.4	23.3	23.8	22.2
35～44 岁	32.0	34.6	32.9	29.1	26.2
45～54 岁	24.0	21.2	30.4	34.0	34.3
55～59 岁	6.9	6.6	6.1	6.9	13.2
60 岁及以上	10.0	7.6	6.2	3.9	3.7
按学历分 By Educational Level					
研究生 Postgraduate	16.9	25.9	5.0	0.4	12.6
大学 Undergraduate	46.8	52.5	55.7	34.9	53.8
大专 Junior College	25.5	16.7	29.0	41.8	24.4
中专 Secondary Technical School	10.1	4.7	9.6	21.9	8.6
高中及以下 Senior Secondary School and Below	0.7	0.2	0.7	1.0	0.5
按技术职务分 By Technical Position					
高级 Senior	20.3	26.4	14.7	8.6	24.6
中级 Intermediate	29.5	32.3	33.6	20.5	33.7
初级 Junior	46.1	37.6	48.9	67.3	38.6
未聘 Others	4.1	3.7	2.8	3.6	3.1

各类别执业（助理）医师及构成
Physicians and Physician Assistants by Practicing Category

分类 Class		2015	2020	2022	2023
人数 / 万人 **Number/10 000**		**289.3**	**408.6**	**443.5**	**478.2**
临床类别	Clinical	222.2	300.7	321.2	339.7
中医类别	Chinese Medicine	41.9	68.3	76.4	86.8
口腔类别	Stomatology	14.0	27.8	33.4	38.7
公共卫生类别	Public Health	11.2	11.8	12.5	13.0
构成 /% **Percentage/%**		**100.0**	**100.0**	**100.0**	**100.0**
临床类别	Clinical	76.8	73.6	72.4	71.0
中医类别	Chinese Medicine	14.5	16.7	17.2	18.2
口腔类别	Stomatology	4.9	6.8	7.5	8.1
公共卫生类别	Public Health	3.9	2.9	2.8	2.7

全科医生数（2023 年）
Number of General Practitioners (2023)

单位：人

机构名称 Institution	全科医生数 Number of General Practitioners	注册为全科医学专业的人数 Registered as General Practitioners	注册为乡村全科执业助理医师的人数 Registered as County Assistant General Practitioners	取得全科医生培训合格证的人数 Obtained General Practitioner Training Certificates
人数 **Number**	**561 808**	**449 986**	**111 822**	**151 494**
#医院 Hospitals	98 955	98 955		45 685
社区服务中心（站） Community Health Centers and Stations	118 623	116 130	2493	25 734
乡镇卫生院 Township Health Centers	201 591	179 261	22 330	61 864
村卫生室 County Health Centers	117 820	32 182	85 638	9204

注：全科医生数指注册为全科医学专业的执业（助理）医师与注册为乡村全科执业助理医师之和。

Note: Number of general practitioners includes physicians and physician assistants registered as general practitioner and county general physician assistants.

分科执业（助理）医师构成
Percentage of Physicians and Physician Assistants by Department

单位：%

科别　Department	2015	2020	2022	2023
总计　Total	100.0	100.0	100.0	100.0
内科 Internal Medical Department	22.8	22.0	18.5	18.4
外科 Surgical Department	12.6	11.8	9.9	9.6
儿科 Pediatric Department	3.9	4.0	5.1	4.9
妇产科 Obs. and Gyn. Department	9.3	8.4	8.3	7.9
眼科 Ophthalmologic Department	1.3	1.3	1.4	1.4
耳鼻咽喉科 ENT Department	1.4	1.2	1.1	1.0
口腔科 Stomatologic Department	5.2	6.9	7.7	8.2
精神科 Psychiatric Department	0.9	1.1	1.7	1.8
传染科 Infectious Disease Department	0.7	0.5	0.9	0.9
结核病科 Tuberculosis Department	0.2	0.2	0.2	0.1
皮肤病科 Dermatological Department	0.9	0.8	0.7	0.7
肿瘤科 Oncology Department	0.9	1.0	1.5	1.5
影像科 Radiological Department	6.7	6.8	5.4	5.3
中医科 TCM Department	11.6	12.5	16.7	16.8
其他 Others	21.8	21.3	21.1	21.5

各类医疗卫生机构人员数

Number of Personnel in Health Care Institutions

单位：万人

指标　Indictor	2010	2015	2020	2022	2023
医院卫生人员 **Health Personnel of Hospitals**	**422.7**	**613.3**	**811.2**	**874.8**	**913.9**
＃卫生技术人员 Health Technical Personnel	343.8	507.1	677.5	735.3	772.3
＃执业（助理）医师 Physicians and Physician Assistants	126.1	169.3	228.3	247.0	260.3
注册护士 Registered Nurses	146.9	240.8	338.8	371.2	391.6
基层医疗卫生机构卫生人员 **Health Personnel of Grass-roots** **Health Care Institutions**	**328.2**	**360.3**	**434.0**	**455.1**	**495.3**
＃卫生技术人员 Health Technical Personnel	191.4	225.8	312.4	345.0	387.7
＃执业（助理）医师 Physicians and Physician Assistants	94.9	110.2	153.6	168.0	188.3
注册护士 Registered Nurses	46.7	64.7	105.7	121.6	141.0
专业公共卫生机构卫生人员 **Health Personnel of Specialized** **Public Health Institutions**	**62.5**	**87.7**	**92.5**	**97.9**	**100.6**
＃卫生技术人员 Health Technical Personnel	48.7	63.9	72.7	78.0	80.8

非公医疗卫生机构人员数
Number of Health Personnel in Non-public Health Care Institutions

指标　Indictor	2010	2015	2020	2022	2023
卫生人员数 / 万人 **Health Personnel/10 000**	**139.7**	**204.7**	**342.2**	**378.3**	**421.3**
# 卫生技术人员 Health Technical Personnel	82.3	141.6	263.9	300.5	342.2
# 执业（助理）医师 Physicians and Physician Assistants	40.8	63.0	112.0	125.1	141.9
注册护士 Registered Nurses	25.3	54.0	116.7	135.6	157.1
占同类机构人员百分比 **As % of the Same Type of Institutions**	**17.0**	**19.2**	**25.4**	**26.2**	**27.6**
# 卫生技术人员 Health Technical Personnel	14.0	17.7	24.7	25.8	27.4
# 执业（助理）医师 Physicians and Physician Assistants	16.9	20.7	27.4	28.2	29.7
注册护士 Registered Nurses	12.4	16.6	24.8	25.9	27.9

医院卫生人员数（2023 年）

Number of Health Personnel in Hospitals (2023)

单位：人

机构名称 Institution	卫生人员 Health Personnel	卫生技术 人员 Health Technical Personnel	执业（助理） 医师 Physicians and Physician Assistants	注册护士 Registered Nurses
总计　Total	9 138 803	7 723 324	2 602 940	3 915 532
按登记注册类型分　By the Type of Registration				
公立医院 Public Hospitals	6 891 746	5 934 910	2 021 214	3 000 580
民营医院 Non-public Hospitals	2 247 057	1 788 414	581 726	914 952
按医院等级分　By Level				
#三级医院 Tertiary Hospitals	4 937 162	4 248 069	1 454 117	2 190 245
二级医院 Secondary Hospitals	2 981 960	2 511 096	815 143	1 260 183
一级医院 Primary Hospitals	634 682	521 936	187 298	242 714
按类别分　By Category				
#综合医院 General Hospitals	6 077 438	5 211 067	1 768 592	2 665 708
中医医院 TCM Hospitals	1 316 870	1 135 920	405 120	524 472
专科医院 Specialist Hospitals	1 445 358	1 140 683	347 562	611 259

基层医疗卫生机构人员数（2023）
Number of Health Personnel in Grass-roots
Health Care Institutions (2023)

单位：人

机构名称 Institution	卫生人员 Health Personnel	卫生技术 人员 Health Technical Personnel	执业（助理） 医师 Physicians and Physician Assistants	注册护士 Registered Nurses
总计 Total	4 953 046	3 877 090	1 882 667	1 410 335
社区卫生服务中心 Community Health Centers	627 059	543 478	215 914	216 087
#政府办 Government-run	513 842	444 884	177 616	172 801
社区卫生服务站 Community Health Stations	150 535	137 835	62 163	61 571
#政府办 Government-run	17 861	16 408	6876	6940
街道卫生院 Sub-district Health Centers	20 738	17 963	7034	6795
乡镇卫生院 Township Health Centers	1 605 453	1 404 440	571 572	488 092
#政府办 Government-run	1 581 803	1 384 396	563 638	480 264
村卫生室 Village Clinics	948 015	333 403	280 740	45 289
门诊部 Outpatient Departments	579 427	491 179	232 868	216 965
诊所（医务室） Clinics	1 021 819	948 792	512 376	375 536

注：本表村卫生室执业（助理）医师和注册护士数不含社区卫生服务中心（站）和乡镇卫生院设点数字。

Note: Data for clinic physicians (assistants) and registered nurses in village clinics do not include the number of branches of community healthcare center and township health centers.

社区卫生服务中心（站）及床位、人员数
Number of Community Health Centers (Stations), Beds and Personnel

指标　Indictor	2010	2015	2020	2022	2023
街道数 / 个 Sub-districts	6923	7957	8773	8984	9045
社区卫生服务中心 / 个 Community Health Centers	6903	8806	9826	10 353	10 070
床位数 / 张 Beds	137 628	178 410	225 539	251 453	274 193
卫生人员 / 人 Personnel	282 825	397 301	520 534	588 202	627 059
#卫生技术人员 Health Technical Personnel	236 966	335 979	444 035	506 166	543 478
#执业（助理）医师 Physicians and Physician Assistants	103 046	138 516	181 752	201 464	215 914
社区卫生服务站 / 个 Community Health Stations	25 836	25 515	25 539	26 095	27 107
#卫生技术人员 / 人 Health Technical Personnel	94 356	95 179	114 369	117 310	137 835
#执业（助理）医师 Physicians and Physician Assistants	41 179	43 154	52 009	53 274	62 163

乡镇卫生院机构、床位及人员数
Number of Township Health Centers, Beds and Personnel

指标　Indictor	2010	2015	2020	2022	2023
乡镇数 / 个 Towns and Townships	33 981	31 830	29 966	29 618	29 613
机构数 / 个 Township Health Centers	37 836	36 817	35 762	33 917	33 753
床位数 / 张 Beds	994 329	1 196 122	1 390 325	1 455 876	1 504 504
卫生人员 / 人 Personnel	1 151 349	1 277 697	1 481 181	1 530 690	1 605 453
# 卫生技术人员 Health Technical Personnel	973 059	1 078 532	1 267 426	1 325 665	1 404 440
# 执业（助理）医师 Physicians and Physician Assistants	422 648	440 889	520 116	536 740	571 572
注册护士 Registered Nurses	217 693	298 881	408 550	445 826	488 092
平均每院床位数 Beds per Center	26.3	32.5	38.9	42.9	44.6
平均每院人员数 Personnel per Center	30.4	34.7	41.4	45.1	47.6
# 卫生技术人员 Health Technical Personnel	25.7	29.3	35.4	39.1	41.6
# 执业（助理）医师 Physicians and Physician Assistants	11.2	12.0	14.5	15.8	16.9
注册护士 Registered Nurses	5.8	8.1	11.4	13.1	14.5

各地区乡镇卫生院机构、床位及人员数（2023 年）

Number of Township Health Centers, Beds and Personnel by Region (2023)

地 区 Region	机构数 / 个 Centers	床位数 / 张 Beds	卫生人员 数 / 人 Personnel	乡镇数 / 个 Towns and Townships
总　计　**Total**	**33 753**	**1 504 504**	**1 605 453**	**29 613**
东　部　Eastern	8835	440 183	544 427	8146
中　部　Central	11 099	556 142	524 343	9406
西　部　Western	13 819	508 179	536 683	12 061
北　京　Beijing				178
天　津　Tianjin	126	3263	5522	128
河　北　Hebei	1965	89 784	71 160	1944
山　西　Shanxi	1285	29 753	27 802	1061
内蒙古　Nei Mongol	1240	21 858	23 891	779
辽　宁　Liaoning	1001	27 837	22 562	841
吉　林　Jilin	762	14 546	23 150	607
黑龙江　Heilongjiang	973	24 646	22 770	908
上　海　Shanghai				108
江　苏　Jiangsu	905	81 960	112 223	718
浙　江　Zhejiang	1045	19 850	55 553	876
安　徽　Anhui	1311	79 872	74 903	1235
福　建　Fujian	877	35 126	41 825	905

注: 农村人口系推算数。

Note: Rural population are estimates.

138

地　区 Region		机构数 / 个 Centers	床位数 / 张 Beds	卫生人员 数 / 人 Personnel	乡镇数 / 个 Towns and Townships
江　西	Jiangxi	1603	65 617	62 043	1392
山　东	Shandong	1449	105 721	112 193	1129
河　南	Henan	1987	143 059	128 098	1759
湖　北	Hubei	1107	93 683	83 727	922
湖　南	Hunan	2071	104 966	101 850	1522
广　东	Guangdong	1164	67 532	107 514	1123
广　西	Guangxi	1266	88 208	92 604	1118
海　南	Hainan	303	9110	15 875	196
重　庆	Chongqing	804	45 943	36 616	786
四　川	Sichuan	2762	134 522	115 097	2642
贵　州	Guizhou	1313	38 688	60 955	1145
云　南	Yunnan	1361	63 441	70 376	1203
西　藏	Xizang	674	3902	6704	676
陕　西	Shaanxi	1509	37 579	47 867	990
甘　肃	Gansu	1348	32 157	34 227	1229
青　海	Qinghai	407	5072	6960	362
宁　夏	Ningxia	205	3639	7078	193
新　疆	Xinjiang	930	33 170	34 308	938

村卫生室及人员数

Number of Village Clinics and Personnel

指标　Indictor	2010	2015	2020	2022	2023
村卫生室数 / 个 **Village Clinics**	**648 424**	**640 536**	**608 828**	**587 749**	**581 964**
村办 Set-up by Villages	365 153	353 196	337 868	335 704	340 502
乡卫生院设点 Branch of THC	49 678	60 231	71 858	64 325	62 695
联营　Joint	32 650	29 208	26 817	25 367	24 630
私人办　Private	177 080	153 353	125 503	109 640	102 409
其他　Others	23 863	44 548	46 782	52 713	51 728
卫生人员数 / 人 **Personnel**	**1 292 410**	**1 447 712**	**1 442 311**	**1 367 295**	**1 326 701**
执业（助理）医师 Physicians and Physician Assistants	173 275	309 923	465 214	502 095	508 452
注册护士 Registered Nurses	27 272	106 264	185 170	204 126	196 263
药师（士） Pharmacist	—	—	—	3617	7374
乡村医生 Village Doctors	1 031 828	962 514	746 715	639 147	599 885
卫生员 Health Workers	60 035	69 011	45 212	18 310	14 727
平均每村卫生室人员 **Personnel per Village**	**2.17**	**2.26**	**2.37**	**2.33**	**2.28**
每千农村人口村卫生室人员数 **Personnel per 1000 Rural Population**	**1.35**	**1.50**	**1.55**	**1.83**	**1.78**

注：① 2021 年前，城市、农村以户籍人口为分母；2021 年后，城市、农村以常住人口为分母。②城市、农村人口系推算数字。③本表执业（助理）医师和注册护士数包括社区卫生服务中心（站）和乡镇卫生院设点数字。

Note: ① Before 2021, registered population will be the denominator in urban and rural areas, and after 2021, permanent resident population will be the denominator in urban and rural areas. ② Urban and rural population are estimates. ③ Physicians and assistant physicians and registered nurses in the table include the figure of branches of community healthcare center and township health centers.

各地区村卫生室及人员数（2023 年）
Number of Village Clinics and Personnel by Region (2023)

地　区 Region		村卫生室 / 个 Village Clinics	村卫生室 人员数 / 人 Village Personnel	乡村 医生数 / 人 Village Doctors	平均每村 卫生室 人员数 / 人 Personnel per Village
总　计	**Total**	**581 964**	**1 326 701**	**599 885**	**2.28**
东　部	Eastern	203 880	488 188	188 436	2.39
中　部	Central	202 327	468 029	205 303	2.31
西　部	Western	175 757	370 484	206 146	2.11
北　京	Beijing	2774	6340	2134	2.29
天　津	Tianjin	2196	6153	2537	2.80
河　北	Hebei	59 321	115 600	49 644	1.95
山　西	Shanxi	22 566	48 389	22 913	2.14
内蒙古	Nei Mongol	12 812	30 097	11 566	2.35
辽　宁	Liaoning	16 401	30 606	14 381	1.87
吉　林	Jilin	8799	20 336	10 053	2.31
黑龙江	Heilongjiang	10 325	24 626	11 704	2.39
上　海	Shanghai	1118	2155	46	1.93
江　苏	Jiangsu	14 671	68 493	17 901	4.67
浙　江	Zhejiang	11 581	34 995	5669	3.02
安　徽	Anhui	15 546	42 975	21 594	2.76
福　建	Fujian	16 487	33 616	14 614	2.04

注: 本表执业（助理）医师和注册护士数包括社区卫生服务中心（站）和乡镇卫生院设点数字。

Note: Physicians and assistant physicians and registered nurses in the table include the figure of branches of community healthcare center and township health centers.

续表
Continued

地 区 Region	村卫生室 / 个 Village Clinics	村卫生室 人员数 / 人 Village Personnel	乡村 医生数 / 人 Village Doctors	平均每村 卫生室 人员数 / 人 Personnel per Village
江 西　Jiangxi	27 059	60 551	26 822	2.24
山 东　Shandong	51 541	135 763	62 419	2.63
河 南　Henan	59 447	156 086	59 784	2.63
湖 北　Hubei	22 459	40 439	26 687	1.80
湖 南　Hunan	36 126	74 627	25 746	2.07
广 东　Guangdong	25 127	46 403	16 803	1.85
广 西　Guangxi	18 589	38 110	26 275	2.05
海 南　Hainan	2663	8064	2288	3.03
重 庆　Chongqing	9496	19 899	12 542	2.10
四 川　Sichuan	42 301	81 821	39 307	1.93
贵 州　Guizhou	19 643	32 416	22 718	1.65
云 南　Yunnan	13 588	44 733	28 494	3.29
西 藏　Xizang	5236	12 405	9645	2.37
陕 西　Shaanxi	21 611	31 871	16 872	1.47
甘 肃　Gansu	16 272	35 876	15 785	2.20
青 海　Qinghai	4469	9847	5538	2.20
宁 夏　Ningxia	2142	4052	2404	1.89
新 疆　Xinjiang	9598	29 357	15 000	3.06

中医药人员数
Number of Health Personnel of TCM

指标 Indicator	2010	2015	2020	2022	2023
中医药卫生人员数 / 万人 **Total Health Personnel of TCM/10 000**	**40.4**	**58.0**	**82.9**	**91.9**	**104.5**
中医类别执业（助理）医师 TCM Physicians（Assistants）	29.4	45.2	68.3	76.4	86.8
见习中医师 Practice TCM Physicians（Assistants）	1.3	1.4	1.5	1.6	1.6
中药师（士） TCM Pharmacists	9.7	11.4	13.1	13.9	16.1
中医药人员占比 /% **Percentage of Health Personnel of TCM/%**	**4.9**	**5.4**	**6.2**	**6.4**	**6.9**
中医类别执业（助理）医师 TCM Physicians（Assistants）	12.2	14.9	16.7	17.2	18.2
见习中医师 Practice TCM Physicians（Assistants）	9.9	6.4	8.2	8.8	9.2
中药师（士） TCM Pharmacists	27.4	26.9	26.4	26.2	28.3

专业公共卫生机构人员数（2023 年）
Number of Personnel in Specialized Public Health Institutions (2023)

单位：人

机构名称 Institution	卫生人员 Health Personnel	卫生技术 人员 Health Technical Personnel	执业（助理） 医师 Physicians and Physician Assistants	注册护士 Registered Nurses
总计　Total	1 005 842	807 600	276 388	285 525
疾病预防控制中心 CDC	239 555	181 441	79 064	21 460
专科疾病防治机构 Specialized Disease Prevention and Treatment Institutions	43 017	33 454	12 803	12 853
健康教育机构 Health Education Institutions	4150	1636	660	368
妇幼保健机构 MCH Centers	577 105	487 150	172 042	224 838
急救中心（站） Emergency Centers（First-aid Stations）	26 611	14 552	6414	6589
采供血机构 Institutions for Blood Gathering and Supplying	44 619	32 947	4163	18 519
卫生监督机构 Health Inspection Institutions	64 807	53 408	—	—
计划生育技术服务机构 Institutions for Family Planning Service	5978	3012	1242	898

注：2022 年、2023 年每万人口专业公共卫生机构人员分别为 6.94 人、7.15 人。

Note: Workers in specialized public health institutions per 10 000 population in 2022 and 2023 are 6.94 and 7.15.

疾病预防控制中心及人员数

Number of Centers for Disease Control (CDC) and Prevention and Personnel

指标 Indictor	机构数 / 个 CDC	卫生人 员数 / 人 Personnel	卫生技术 人员 Health Technical Personnel	执业（助理） 医师 Physicians and Physician Assistants
2010	3513	195 467	147 347	78 608
2015	3478	190 930	141 698	70 709
2020	3384	194 425	145 229	71 736
2022	3386	224 084	168 909	76 004
2023	3426	239 555	181 441	79 064
省属疾病预防控制中心 Provincial CDC	31	12 216	9042	4835
地级市属疾病预防控制中心 CDC of Prefecture Cities	410	53 053	40 953	20 489
县级市属疾病预防控制中心 CDC of County-level Cities	1319	85 625	64 809	27 632
县属疾病预防控制中心 County CDC	1503	81 041	61 187	24 296
其他 Others	163	7620	5450	1812

145

妇幼保健机构个数及床位、人员数
Number of MCH Institutions, Beds and Personnel

指标 Indictor	2010	2015	2020	2022	2023
儿童医院数 / 个 Children's Hospitals	72	114	151	158	162
床位数 / 张 Beds	24 582	37 479	46 692	49 259	53 651
人员数 / 人 Personnel	37 412	60 573	78 221	82 165	87 655
#卫生技术人员 Health Technical Personnel	30 757	51 116	66 563	70 132	74 803
#执业（助理）医师 Physicians and Physician Assistants	10 037	15 660	21 470	23 339	24 747
注册护士 Registered Nurses	15 095	25 798	33 217	34 404	37 134
妇产医院数 / 个 Gyn. and Obs. Hospitals	398	703	807	762	709
床位数 / 张 Beds	26 453	50 698	62 403	61 323	58 454
人员数 / 人 Personnel	46 045	84 046	113 566	115 662	108 585
#卫生技术人员 Health Technical Personnel	34 728	62 474	85 290	86 544	81 523
#执业（助理）医师 Physicians and Physician Assistants	11 704	20 363	28 230	28 505	27 057
注册护士 Registered Nurses	15 800	31 350	44 860	45 444	42 738
妇幼保健机构数 / 个 MCH Centers	3025	3078	3052	3031	3063
床位数 / 张 Beds	134 364	195 352	252 920	273 477	285 440
人员数 / 人 Personnel	245 102	351 257	514 734	561 370	577 105
#卫生技术人员 Health Technical Personnel	202 365	291 361	428 809	471 725	487 150
#执业（助理）医师 Physicians and Physician Assistants	85 932	105 832	152 076	164 754	172 042
注册护士 Registered Nurses	73 195	124 414	196 000	218 150	224 838

医学专业招生及在校学生数
Number of Medical Entrants and Enrolments

单位：人

年份 Year	招生数　Entrants		在校学生数　Enrolments	
	普通高等学校 Regular Institutions of Higher Education	中等职业学校 Secondary Vocational Schools	普通高等学校 Regular Institutions of Higher Education	中等职业学校 Secondary Vocational Schools
2010	533 618	582 799	1 864 655	1 683 865
2015	708 858	468 240	2 554 393	1 401 127
2019	1 004 233	394 314	3 311 033	1 155 266
2020	1 122 902	442 354	3 678 239	1 185 131
2021	1 251 357	451 294	4 117 324	1 225 980

注：普通高等学校招生和在校生数包括研究生（2017年及以后含在职研究生）、本科生及大专生，不含成人本专科生；2003年起中等职业学校包括调整后中职学生、普通中专学生、成人中专学生、职业高中学生。下表同。

资料来源：《中国教育统计年鉴》。

Note: The number of students in ordinary colleges and universities includes graduate students (include part-time graduate students since 2017), undergraduates and college students, without adult college students; Since 2003, secondary vocational schools include ordinary secondary school and adult secondary school, without vocational school and technical school students, the next table is the same.

Source: *Chinese Education Statistical Yearbook.*

医学专业毕业人数
Number of Medical Graduates

单位：人

年份 Year	普通高等学校 Regular Institutions of Higher Education	中等职业学校 Secondary Vocational Schools
2010	483 611	435 870
2015	626 861	460 809
2019	828 370	401 072
2020	878 356	374 518
2021	943 430	346 701

资料来源：《中国教育统计年鉴》。

Source: *Chinese Education Statistical Yearbook.*

附录 A：香港和澳门特别行政区与
台湾省卫生状况

Appendix A: Health Status of Hong Kong, Macao Special Administrative Region and Taiwan Province

香港、澳门特别行政区和台湾省居民健康状况

Health Status of Hong Kong, Macao Special Administrative Region and Taiwan Province

指标 Indicator	人口数 / 万人 Total Population/ 10 000	出生率 /‰ Birth Rate/‰	死亡率 /‰ Death Rate/‰	婴儿 死亡率 /‰ Infant Mortality Rate/‰	期望寿命 / 岁 Life Expectancy at Birth/Year	
					男性 Male	女性 Female
香港　Hong Kong						
2010	702	12.6	6.0	1.7	80.1	86.0
2015	729	8.2	6.3	1.4	81.4	87.3
2020	748	5.8	6.8	1.9	83.4	87.7
2021	741	5.0	6.9	1.4	83.0	87.7
2022	735	4.4	8.4	1.5	81.3	87.2
澳门　Macao						
2010	54	9.5	3.3	2.9	79.2	85.3
2015	64	11.0	3.1	1.6	79.9	86.3
2020	69	8.1	3.3	2.2	81.1	86.9
2021	68	7.4	3.4	1.8	81.3	87.1
2022	68	6.4	4.4	0.9	80.9	86.7
台湾　Taiwan						
2010	2316	7.2	6.3	⋯	76.1	82.6
2015	2349	9.1	7.0	⋯	77.0	83.6
2020	2356	7.0	7.3	⋯	78.1	84.8
2021	2338	6.6	7.8	⋯	77.7	84.3
2022	2326	6.0	8.9	⋯	76.6	83.3

资料来源：《中国统计年鉴》。

Source: *China Statistical Yearbook.*

香港特别行政区医疗卫生条件

Health Resources of Hong Kong Special Administrative Region

指标　Indicator	2010	2015	2020	2021	2022
医师数 / 人 Physicians	12 620	13 726	15 298	15 546	15 815
注册中医 / 人 Registered Chinese Medicine Practitioners	6241	7071	7919	8080	8296
牙科医师 / 人 Dentists	2179	2382	2651	2706	2786
护士数 / 人 Nurses	40 011	50 461	61 295	64 026	66 492
每千人口医师数 / 人 Physicians per 1000 Population	1.8	1.9	2.1	2.1	2.2
医疗机构 / 所 Health Institutions	116	133	75	76	76
病床数 / 张 Beds	35 522	38 287	35 715	36 126	36 564
每千人口病床数 / 张 Beds per 1000 Population	5.0	5.2	4.8	4.9	5.0

澳门特别行政区医疗卫生条件
Health Resources of Macao Special Administrative Region

指标　Indicator	2010	2015	2020	2021	2022
医师数 / 人 Physicians	1330	1674	1789	1888	1965
护士数 / 人 Nurses	1536	2279	2568	2742	2863
每千人口医师数 / 人 Physicians per 1000 Population	2.5	2.6	2.6	2.8	2.9
医院数 / 所 Hospitals	4	5	4	4	4
病床数 / 张 Beds	1173	1494	1715	1744	1721
每千人口病床数 / 张 Beds per 1000 Population	2.2	2.3	2.5	2.6	2.6

资料来源:《中国统计年鉴》。
Source: *China Statistical Yearbook.*

台湾省医疗卫生条件
Health Resources of Taiwan Province

指标　Indicator	2010	2015	2019	2020	2021
从业医务人员 / 人 Health Personnel	241 156	280 508	326 691	337 942	347 555
每千人口医务人员 / 人 Health Personnel per 1000 Population	10.4	11.9	13.8	14.3	14.9
医疗机构 / 所 Health Institutions	20 183	21 683	22 512	22 653	22 800
病床数 / 张 Beds	158 922	162 163	168 266	169 780	170 710
每千人口病床数 / 张 Beds per 1000 Population	6.86	6.90	7.13	7.21	7.30

资料来源：《中国统计年鉴》。
Source: *China Statistical Yearbook.*

附录 B：主要国家卫生状况

Appendix B: Health Status of Main Countries

人口状况

Population Status

国家 Country	人口数 / 千人 Population/ 1000 （2021）	人口自然 增长率 /‰ Rate of natural increase/‰ （2021）	城镇人口 所占比重 /% Urban Population as % of Total （2018）	期望寿命 / 岁 Life Expectancy at Birth/Year （2021）	
				男性 Male	女性 Female
中国　China	1 425 893	0.2	59	75.0	80.5
印度　India	1 407 564	7.0	34	65.8	69.0
俄罗斯　Russian	145 103	−7.3	74	65.6	74.3
巴西　Brazil	214 326	4.6	87	69.0	75.8
南非　South Africa	59 392	8.4	66	58.9	64.0
澳大利亚　Australia	25 921	5.1	86	81.3	84.9
加拿大　Canada	38 155	2.0	81	79.4	83.8
埃及　Egypt	109 262	16.2	43	66.7	71.7
法国　France	64 531	0.6	80	79.1	84.7
德国　Germany	83 409	−3.3	77	78.1	82.9
意大利　Italy	59 240	−4.6	70	80.0	84.3
日本　Japan	124 613	−6.1	92	81.7	87.2
墨西哥　Mexico	126 705	5.5	80	67.2	74.7
尼日利亚　Nigeria	213 401	24.0	50	62.1	64.8
波兰　Poland	38 308	−3.6	60	71.6	79.4
泰国　Thailand	71 601	1.1	50	71.8	79.0
土耳其　Türkiye	84 775	8.3	75	72.5	78.1
英国　UK	67 281	0.4	83	78.3	81.9
美国　USA	336 998	1.3	82	73.7	79.1

资料来源：全球卫生观察站数据库，以下 3 表同。

Source: Global Health Observatory Data Repository. The same for the following 3 tables.

妇幼卫生状况
Maternal and Child Health Status

国家 Country	婴儿死亡率 /‰ Infant Mortality Rate（per 1000 Live Births）（2021）	5 岁以下儿童死亡率 /‰ Under-five Mortality Rate（per 1000 Live Births）（2021）	孕产妇死亡率（1/10 万） Maternal Mortality Ratio（per 100 000 Live Births）（2020）	1 岁儿童疫苗接种率 /% Immunization Coverage Among 1-year-olds		
				麻疹 Measles（2022）	百白破 DTP3（2022）	乙肝 HepB3（2022）
中国　China	5	7	23	99	99	99
印度　India	25	31	103	95	93	93
俄罗斯　Russian	4	5	14	97	97	97
巴西　Brazil	13	14	72	81	77	77
南非　South Africa	26	33	127	86	85	85
澳大利亚　Australia	3	4	3	96	94	94
加拿大　Canada	4	5	11	92	92	83
埃及　Egypt	16	19	17	96	97	97
法国　France	3	4	8	94	96	95
德国　Germany	3	4	4	97	91	87
意大利　Italy	2	3	5	94	95	95
日本　Japan	2	2	4	98	99	96
墨西哥　Mexico	11	13	59	86	83	83
尼日利亚　Nigeria	71	111	1047	60	62	62
波兰　Poland	4	4	2	71	90	90
泰国　Thailand	7	8	29	96	97	97
土耳其　Türkiye	8	9	17	95	99	99
英国　UK	4	4	10	90	92	92
美国　USA	5	6	21	92	94	93

卫生设施
Health Facilities

国家 Country	农村安全饮用水普及率 /% Coverage of basic Drinking Water Source in Rural Area/% （2022）	农村卫生厕所普及率 /% Coverage of basic Sanitary Toilets in Rural Area/% （2022）	每万人口 Per 10 000 Population		
			医师数 Physicians （2020—2022）	护士及助产士数 Nursing and midwifery （2018—2022）	病床数 Beds （2004—2021）
中国　China	96.4	92.9	25.2	35.2	50.05
印度　India	91.9	74.9	7.3	17.3	16.02
俄罗斯　Russian	91.5	71.4	38.3	62.4	70.26
巴西　Brazil	98.0	64.2	21.4	55.1	24.62
南非　South Africa	84.5	77.9	8.1	10.4	22.76
澳大利亚　Australia	100.0	—	39.8	137.1	38.36
加拿大　Canada	99.1	98.8	25.0	103.1	25.56
埃及　Egypt	98.4	95.9	6.8	18.3	11.32
法国　France	100.0	98.9	33.4	93.8	60.01
德国　Germany	100.0	99.0	45.2	123.0	78.0
意大利　Italy	—	99.9	42.5	77.1	31.82
日本　Japan	—	—	26.1	124.5	127.2
墨西哥　Mexico	98.4	87.7	25.6	29.9	10.2
尼日利亚　Nigeria	63.5	33.9	3.9	16.8	5
波兰　Poland	82.2	99.2	33.9	63.4	61.05
泰国　Thailand	100.0	98.4	9.3	30.8	23.4
土耳其　Türkiye	96.0	97.3	21.7	34.2	29.9
英国　UK	100.0	99.5	31.7	91.5	23.45
美国　USA	100.0	98.5	36.1	118.8	27.4

卫生费用
Health Expenditure

国家 Country	卫生总费用 占 GDP 百分比 Total Health Expenditure as % of GDP （2021）	卫生总费用构成 /% % of Total Health Expenditure （2021）		政府卫生 支出占 财政支出 /% Government Health Expenditure as % of Government Expenditure （2021）	人均卫生 费用 / 美元 Per Capita Total Health Expenditure （US$） （2021）
		政府卫 生支出 Government Health Expenditure	个人卫 生支出 Private Health Expenditure		
中国　China	5.4	54.1	45.9	8.9	670.5
印度　India	3.3	34.3	63.5	3.7	74.0
俄罗斯　Russian	7.4	71.2	28.8	15.1	935.7
巴西　Brazil	9.9	45.5	54.3	10.9	761.3
南非　South Africa	8.3	60.4	38.2	15.3	583.7
澳大利亚　Australia	10.5	76.0	24.0	19.3	7055.0
加拿大　Canada	12.3	72.9	27.1	19.6	6470.0
埃及　Egypt	4.6	37.7	61.7	6.8	179.7
法国　France	12.3	75.6	24.4	15.8	5381.0
德国　Germany	12.9	79.1	21.0	20.0	6626.0
意大利　Italy	9.4	75.5	24.5	12.4	3350.0
日本　Japan	10.8	84.7	15.3	21.5	4347.0
墨西哥　Mexico	6.1	50.1	49.8	11.0	610.7
尼日利亚　Nigeria	4.1	13.3	78.9	4.1	83.8
波兰　Poland	6.4	72.1	27.8	10.5	1159.0
泰国　Thailand	5.2	70.4	29.6	13.5	364.4
土耳其　Türkiye	4.6	78.8	21.2	11.5	441.1
英国　UK	12.4	83.7	16.3	22.4	5738.0
美国　USA	17.4	55.4	44.6	21.4	12 012.0

附录 C：我国主要人口与社会经济指标

Appendix C: Main Indicators of Population, Society and Economy of China

全国行政区划（2023 年底）
Division of Administrative Areas in China (End of 2023)

单位：个

地　区 Region	地级数 Number of Regions at Prefecture Level	地级市 Cities at Prefecture Level	县级数 Regions at County Level	县级市 Cities at County Level	市辖区 Districts under the Jurisdiction of Cities	县 Counties
总　计　Total	333	293	2844	397	977	1470
北　京　Beijing	0	0	16	0	16	0
天　津　Tianjin	0	0	16	0	16	0
河　北　Hebei	11	11	167	21	49	97
山　西　Shanxi	11	11	117	11	26	80
内蒙古　Nei Mongol	12	9	103	11	23	69
辽　宁　Liaoning	14	14	100	16	59	25
吉　林　Jilin	9	8	60	20	21	19
黑龙江　Heilongjiang	13	12	121	21	54	46
上　海　Shanghai	0	0	16	0	16	0
江　苏　Jiangsu	13	13	95	21	55	19
浙　江　Zhejiang	11	11	90	20	37	33
安　徽　Anhui	16	16	104	9	45	50
福　建　Fujian	9	9	84	11	31	42
江　西　Jiangxi	11	11	100	12	27	61
山　东　Shandong	16	16	136	26	58	52

注：①本表数据源于民政部。②县包括自治县（旗）、特区和林区。

Note: ① Data in this table are from the Ministry of Civil Affairs. ② Counties include autonomous counties (banners), special administrative region and forest district.

续表

Continued

地　区 Region		地级数 Number of Regions at Prefecture Level	地级市 Cities at Prefecture Level	县级数 Regions at County Level	县级市 Cities at County Level	市辖区 Districts under the Jurisdiction of Cities	县 Counties
河　南	Henan	17	17	157	21	54	82
湖　北	Hubei	13	12	103	26	39	38
湖　南	Hunan	14	13	122	19	36	67
广　东	Guangdong	21	21	122	20	65	37
广　西	Guangxi	14	14	111	10	41	60
海　南	Hainan	4	4	25	5	10	10
重　庆	Chongqing	0	0	38	0	26	12
四　川	Sichuan	21	18	183	19	55	109
贵　州	Guizhou	9	6	88	10	16	62
云　南	Yunnan	16	8	129	18	17	94
西　藏	Xizang	7	6	74	2	8	64
陕　西	Shaanxi	10	10	107	7	31	69
甘　肃	Gansu	14	12	86	5	17	64
青　海	Qinghai	8	2	44	5	7	32
宁　夏	Ningxia	5	5	22	2	9	11
新　疆	Xinjiang	14	4	108	29	13	66

全国人口数

Population of China

指标 Indicator	2010	2015	2020	2021	2022	2023
总人口 / 万人 **Total Population/10 000**	**134 091**	**138 326**	**141 212**	**141 260**	**141 175**	**140 967**
按性别分　By Sex						
男性　Male	68 748	70 414	72 334	72 311	72 206	72 032
女性　Female	65 343	67 048	68 844	68 949	68 969	68 935
按城乡分　By Urban and Rural						
城镇　Urban	66 978	77 116	90 199	91 425	92 071	93 267
乡村　Rural	67 113	60 346	50 979	49 835	49 104	47 700
按年龄段分　By Age Group						
0 ~ 14 岁（Age）	22 259	22 824	25 277	24 678	23 908	22 978
15 ~ 64 岁（Age）	99 938	100 978	96 871	96 526	96 289	96 280
65 岁及以上（Age）	11 894	14 524	19 064	20 056	20 978	21 709
人口构成 /% **Composition of the population /%**	100.0	100.0	100.0	100.0	100.0	100.0
按城乡分　By Urban and Rural						
城镇　Urban	49.9	55.7	63.9	64.7	65.2	66.2
乡村　Rural	50.1	43.6	36.1	35.3	34.8	33.8
按年龄段分　By Age Group						
0 ~ 14 岁（Age）	16.6	16.5	17.9	17.5	16.9	16.3
15 ~ 64 岁（Age）	74.5	73.0	68.6	68.3	68.2	68.3
65 岁及以上（Age）	8.9	10.5	13.5	14.2	14.9	15.4
性别比　Sex Ratio	105.2	105.0	105.1	104.9	104.4	104.5
出生性别比　Sex Ratio at Birth	117.9	105.0	111.3	108.3	—	—

注：①本表摘自《中国统计年鉴》和《中国统计摘要》，2020 年系第七次全国人口普查公报数据；
②总人口包括现役军人。

Note：① Data in the table are from *China Statistical Yearbook* and *China Statistical Abstract*.
Data of 2020 are from the seventh census . ② Total population include active servicemen.

各地区年末人口数

Population at Year-end by Region

地 区 Region		总人口 / 万人 Total Population/10 000			按城乡分 / 万人 By Residence/ 10 000 （2022）		城镇人口 占比 /% Urban Population as % of Total Population （2022）	性别比 Sex Ratio （2022）
		2015	2020	2022	城镇 Urban	乡村 Rural		
总 计	**Total**	**137 462**	**141 178**	**141 175**	**92 071**	**49 104**	**65.2**	**104.4**
北　京	Beijing	2171	2189	2184	1913	271	87.6	104.2
天　津	Tianjin	1547	1387	1363	1160	203	85.1	105.0
河　北	Hebei	7425	7464	7420	4575	2845	61.7	98.8
山　西	Shanxi	3664	3492	3481	2226	1255	64.0	104.4
内蒙古	Nei Mongol	2511	2405	2401	1647	754	68.6	104.1
辽　宁	Liaoning	4382	4259	4197	3064	1133	73.0	97.3
吉　林	Jilin	2753	2407	2348	1496	852	63.7	99.8
黑龙江	Heilongjiang	3812	3185	3099	2052	1047	66.2	100.0
上　海	Shanghai	2415	2487	2475	2211	264	89.3	107.9
江　苏	Jiangsu	7976	8475	8515	6337	2178	74.4	103.0
浙　江	Zhejiang	5539	6457	6577	4826	1751	73.4	109.4
安　徽	Anhui	6144	6103	6127	3686	2441	60.2	104.3
福　建	Fujian	3839	4154	4188	2937	1251	70.1	107.4
江　西	Jiangxi	4566	4519	4528	2811	1717	62.1	106.9
山　东	Shandong	9847	10 153	10 163	6559	3604	64.5	102.9

资料来源：《中国统计年鉴》，2020 年系第七次全国人口普查公报数据。
Source: *China Statistical Yearbook*. Data of 2020 are from the seventh census.

续表
Continued

地　区 Region	总人口 / 万人 Total Population/10 000			按城乡分 / 万人 By Residence/ 10 000 （2022）		城镇人口 占比 /% Urban Population as % of Total Population （2022）	性别比 Sex Ratio （2022）
	2015	2020	2022	城镇 Urban	乡村 Rural		
河　南　Henan	9480	9937	9872	5633	4239	57.1	100.8
湖　北　Hubei	5852	5775	5844	3779	2065	64.7	106.2
湖　南　Hunan	6783	6644	6604	3983	2621	60.3	104.8
广　东　Guangdong	10 849	12 601	12 657	9465	3192	74.8	111.6
广　西　Guangxi	4796	5013	5047	2809	2238	55.7	107.3
海　南　Hainan	911	1008	1027	631	396	61.5	113.4
重　庆　Chongqing	3017	3205	3213	2280	933	71.0	102.0
四　川　Sichuan	8204	8367	8374	4886	3488	58.4	101.8
贵　州　Guizhou	3530	3856	3856	2114	1742	54.8	104.6
云　南　Yunnan	4742	4721	4693	2427	2266	51.7	106.1
西　藏　Xizang	324	365	364	136	228	37.4	109.7
陕　西　Shaanxi	3793	3953	3956	2532	1424	64.0	104.1
甘　肃　Gansu	2600	2502	2492	1351	1141	54.2	103.2
青　海　Qinghai	588	592	595	366	229	61.4	101.0
宁　夏　Ningxia	668	720	728	483	245	66.3	103.9
新　疆　Xinjiang	2360	2585	2587	1498	1089	57.9	107.0

人口年龄构成

Composition of Population by Age

单位：%

年龄组 Age Group	合计 Total			男性 Male			女性 Female		
	2015	2020	2022	2015	2020	2022	2015	2020	2022
合计 Total	100.0	100.0	100.0	51.2	51.1	51.1	48.8	48.9	48.9
0～4 岁	5.8	5.5	4.3	3.1	2.9	2.3	2.7	2.6	2.1
5～14 岁	10.7	12.4	12.7	5.8	6.6	6.7	4.9	5.8	5.9
15～24 岁	12.8	10.5	10.6	6.7	5.6	5.7	6.0	4.9	4.9
25～34 岁	16.7	15.3	14.0	8.5	7.9	7.3	8.3	7.4	6.7
35～44 岁	15.6	13.6	14.4	8.0	7.0	7.4	7.7	6.6	7.0
45～54 岁	16.6	16.7	16.0	8.4	8.5	8.1	8.2	8.2	7.9
55～59 岁	5.6	7.2	8.1	2.9	3.6	4.1	2.8	3.6	4.1
60～64 岁	5.7	5.2	5.0	2.8	2.6	2.5	2.9	2.6	2.5
65～69 岁	4.0	5.2	5.5	2.0	2.6	2.7	2.0	2.7	2.8
70～74 岁	2.6	3.5	4.1	1.3	1.7	2.0	1.4	1.8	2.1
75～79 岁	1.9	2.2	2.5	0.9	1.0	1.2	1.0	1.2	1.3
80～84 岁	1.2	2.5	1.6	0.5	1.1	0.7	0.7	1.5	0.9
85 岁 +	0.7	—	1.2	0.3	—	0.5	0.4	—	0.7

资料来源：《中国统计年鉴》。
Source: *China Statistical Yearbook.*
注：2020 年 80～84 岁组人口构成系 80 岁以上人口构成。
Note: The population composition of groups 80−84 in 2020 is that of the population over 80 years old.

6 岁及以上人口受教育程度
Educational Level of the Population

指标 Indictor	2010	2015	2019	2020	2021	2022
绝对数 / 万人 **Total Population/10 000**						
大专及以上 Junior College and Above	11 964	17 623	18 183	21 836	24 997	25 945
高中和中专 Senior Secondary and Secondary Technical School	18 799	21 740	22 780	21 301	22 082	21 787
初中 Junior Secondary School	51 966	50 670	49 008	48 716	46 044	45 747
小学 Primary School	35 876	34 664	32 799	34 966	34 586	34 736
文盲人口 Illiterate	5466	6427	7010	3775	4838	3978
每十万人口 / 人 **Per 100 000 Population**						
大专及以上 Junior College and Above	8930	12 820	14 011	15 467	18 859	19 472
高中和中专 Senior Secondary and Secondary Technical School	14 032	15 815	17 553	15 088	16 660	16 352
初中 Junior Secondary School	38 788	36 861	37 762	34 507	34 738	34 335
小学 Primary School	26 779	25 217	25 273	24 767	26 093	26 071
文盲率 /% **Illiterate Rate/%**	**4.1**	**5.4**	**4.9**	**2.7**	**3.7**	**3.4**

资料来源:《中国统计年鉴》。
Source: *China Statistical Yearbook.*

国内生产总值和财政收支
Gross Domestic Products, Government Revenues and Expenditures

年份 Year	国民总收入 / 亿元 Gross National Income/ 100 Million Yuan	国内生产 总值 / 亿元 GDP / 100 Million Yuan	人均国内 生产总值 / 元 GDP per Capita / Yuan	一般公共预 算收入 / 亿元 General Public Budget Revenue /100 Million Yuan	一般公共预 算支出 / 亿元 General Public Expenditure/ 100 Million Yuan
2015	685 571	688 858	49 922	152 269	175 878
2016	742 694	746 395	53 783	159 605	187 755
2017	830 946	832 036	59 592	172 593	203 085
2018	915 244	919 281	65 534	183 360	220 904
2019	983 751	986 515	70 078	190 390	238 858
2020	1 005 451	1 013 567	71 828	182 914	245 679
2021	1 141 231	1 149 237	81 370	202 555	245 673
2022	1 194 401	1 204 724	85 310	203 649	260 552
2023	1 249 991	1 260 582	89 358	216 784	274 574

资料来源:《中国统计年鉴》《中国统计摘要》。下表同。

Source: *China Statistical Yearbook and China Statistical Abstract*. The same for the table below.

居民消费价格与商品零售价格指数（上年 =100）
Consumer Price and Retail Price Index (Preceding Year =100)

指标　　Indictor	2010	2015	2020	2021	2022
居民消费价格指数 Consumer Price Index	103.3	101.4	102.5	100.9	102.0
＃医疗保健 Health Care	103.3	102.7	101.8	100.4	100.6
＃医疗保健服务 Health Care Services	100.9	102.7	102.3	100.8	100.8
商品零售价格指数 Retail Price Index	103.1	100.4	101.4	101.6	102.7
＃中药及中成药 Traditional Chinese Medicine and Patent Medicine	111.1	102.6	102.5	101.7	102.4
＃西药 Chemical Medicines	101.0	102.2	100.1	98.7	99.3

注: 2023 年居民消费价格指数为 100.2，其中医疗保健为 101.1。

Note: In 2023, the consumer price index is 100.2, the health care services price index is 101.1.